I want to improve my skills | ナースのためのスキルアップノート

看護の現場ですぐに役立つ
人体のキホンと名前の図鑑

カラダのしくみを理解してケアに活かす！

雑賀 智也 著

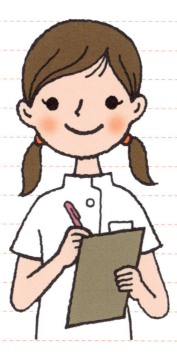

秀和システム

はじめに

　看護の現場において、解剖学に関する基礎知識は必須のものである。しかしながら、複雑な人体の形態・構造をすべて理解しておくことは容易ではない。特に、現場に出てからは、日常関わらない領域については国家試験の勉強で得た知識を忘れてしまっているかもしれない。

　そこで、本書は複雑な人体の構造のうち、コメディカルにとって重要だと思われる部分を抜き出した。また、コメディカルにとって、いかにわかりやすく、腑に落ちる内容にするかに心血を注いだ。看護の現場での基本を総復習するために活用していただくことを想定している。また、大きな判型の書籍であり、イラストを大きく掲載している。このような形態であるため、患者さんへの説明にも、是非活用してほしい。日々の臨床に、また、学び直しに活用していただけると幸いである。

　最後に、本書の執筆にあたっては、私にとっても学ばなければならない点が多くあった。そのため、解剖学に関する資料を片っ端から読み漁り、インプットしながら執筆に取り組んだ。執筆はかなりハードなものとなったが、その甲斐あって看護の現場で活用できる一冊になったと感じている。しかし、書籍として刊行するにはそれだけでは不十分であろう。千葉大学の竹内公一先生をはじめ、臨床経験豊富な先生方から適格的確なアドバイスをいただけたからこそ、本書は完成に至ったことをこの場で申し述べたい。改めて感謝申し上げる次第である。

雑賀智也

看護の現場ですぐに役立つ
人体のキホンと名前の図鑑

はじめに	2
本書の使い方	6
本書の特長	7
この本の登場人物	8

chapter 1 感覚器官 (眼、鼻、耳)

眼 (eye)	10
耳 (ear)	15
鼻 (nose)	18

chapter 2 皮膚と筋・骨格系

皮膚 (skin)	24
骨 (bone)	28
column 乳児の頭蓋骨	33
関節 (joint)	38
筋組織 (muscular tissue)	40

chapter 3 循環器系

循環器系とは	46
心臓 (heart)	47
血管 (blood vessel)	53
column 動脈「artery」の語源	54
血液 (blood)	57
リンパ系 (lymphatic system)	61

3

chapter 4 呼吸器系

気道 (respiratory tract) ……………………………………………………… 66
肺 (lung) ……………………………………………………………………… 68

chapter 5 消化器系

消化器系 (digestive organ system) …………………………………… 74
口 (mouth) …………………………………………………………………… 75
食道 (esophagus / oesophagus) ……………………………………… 80
胃 (stomach) ………………………………………………………………… 82
小腸 (small intestine) …………………………………………………… 85
　　column　三大栄養素の消化吸収のながれ ……………………… 87
大腸 (large intestine) …………………………………………………… 88
肝臓 (liver)・胆嚢 (gallbladder)・膵臓 (pancreas) ………………… 91

chapter 6 泌尿器系・生殖器系

泌尿器 (urinary organs) ………………………………………………… 98
生殖器 (genitalia) ………………………………………………………… 104

chapter 7 内分泌系

ホルモン (hormone) ……………………………………………………… 110

chapter 8 神経系

神経系 (nervous system)	118
脳 (brain)	120
column　血液脳関門	124
脊髄 (spinal cord)	126
索引	129
参考資料	155

【まめちしき】

高血圧患者の眼底検査	14
糖尿病網膜症	14
なぜ小児は中耳炎になりやすい？	17
湿疹と蕁麻疹	26
高齢者に多い大腿骨頸部骨折	28
椎間板ヘルニア	34
スターリングの法則	48
赤血球の核	57
Ｔ細胞とＢ細胞	58
アシドーシスとアルカローシス	69
亜鉛が欠乏すると味覚障害を生じるのはナゼ？	78
マックバーニー点とランツ点	90
肝機能検査値	93
レニン-アンジオテンシン-アルドステロン系に係わる医薬品	101
前立腺が肥大するのはなぜか	104
ホルモン分泌のしくみ	116

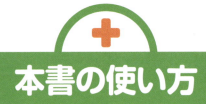

本書の使い方

　本書はChapter1からChapter8までで構成されています。順を追って読むことで、人体の全体像を理解できるように構成しました。

　Chapter1では、感覚器官として眼、鼻、耳の構造としくみについて学べます。
　Chapter2では、皮膚と筋、骨格系の構造としくみについて学べます。
　Chapter3では、心臓を中心とする循環器系の構造としくみについて学べます。
　Chapter4では、肺を中心とする呼吸器系の構造としくみについて学べます。
　Chapter5では、胃や腸をはじめとする消化器系の構造としくみについて学べます。
　Chapter6では、腎臓などの泌尿器系と生殖器系の構造としくみについて学べます。
　Chapter7では、ホルモンを分泌する内分泌系の構造としくみについて学べます。
　Chapter8では、脳や脊髄などの中枢神経および末梢神経の構造としくみについて学べます。

　はじめから通して読んでもよいですし、特定のChapterから読み進めてもかまいません。用語は、可能な限り日英両国語で示しましたので、索引を利用すれば簡易な辞書としてお使いいただくこともできるでしょう。また、重要な語句は、赤い透過シートを用いて知識を確認しましょう。

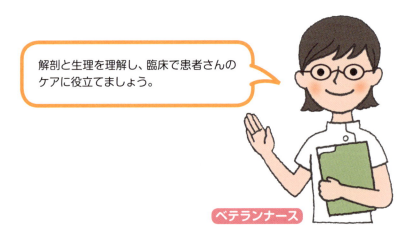

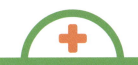

本書の特長

　本書はタイトルにある図鑑という性質だけではありません。
　「本書の使い方」でも述べましたが、学び直しだけでなく、臨床での活用や事典的な利用も想定しています。本書を活用することで、充実した日々の臨床に役立てていただくことを想定しました。

役立つポイント1　ふんだんにイラストを用いた人体図鑑

　視覚的に理解しやすいよう、イラストを豊富に含めた人体図鑑としました。大判の書籍であることから、病棟で患者さんに説明される際にも活用してください。

役立つポイント2　難解な解剖学からエッセンスのみを抽出

　解剖学は本来、広範で複雑な学問です。しかし、本書は、学び直しを目的とする書籍であるため、コメディカルにとって必要だと思われる項目以外をバッサリとカットし、ユニークに再編しました。このため、一番最初に読む解剖学の本としてとっつきやすいものになっています。

役立つポイント3　用語集・事典としての活用

　本書に掲載の用語は、可能な限り日本語・英語の両表記としました。関連する疾患も可能な限り取り上げ、索引を充実させることで、簡便な用語集・事典としてもご利用いただけると思います。

役立つポイント4　赤シート対応

重要語句は赤シートに対応させました。赤い透過シートを用いて知識を確認できます。

この本の登場人物

本書の内容をより深く理解していただくために
医師、ベテランナース、先輩ナースから新人ナースへ、アドバイスやポイントを説明しています。

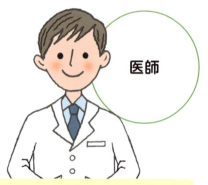

医師
病院の勤務歴8年。的確な判断と処置には定評があります。

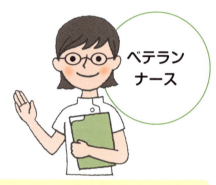

ベテランナース
看護師歴10年。やさしさの中にも厳しい指導を信念としています。

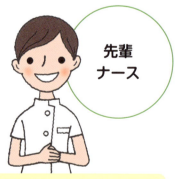

先輩ナース
看護師歴5年。身近な先輩であり、新人ナースの指導役でもあります。

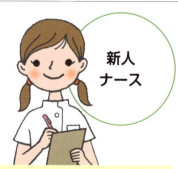

新人ナース
看護歴1年。看護の関わり方、ケアについて勉強しています。医師や先輩たちのアドバイスを受けて早く一人前のナースになることを目指しています。

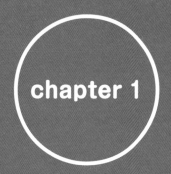

感覚器官
（眼、鼻、耳）

感覚器官である眼、鼻、耳について構造や役割を理解しましょう。

眼（eye）

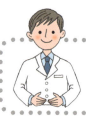

眼は、可視光を取り込み、形、色、明暗などを捉える感覚器官です。眼球、視神経、副眼器から構成されています。

眼の周囲

　眼の周囲には、目の機能を助け、外傷や異物の侵入などから目を保護するための<u>副眼器</u>（眉毛、睫毛、眼瞼など）が備わっています。眼瞼の内側表面と眼球表面のうち白目を覆っているのが<u>結膜</u>です。

　涙液は、眼瞼の裏側にある涙腺から分泌され、涙点から涙嚢に流入し、<u>鼻涙管</u>を通って<u>鼻腔</u>に流れ込みます。泣くと鼻水が出るのはこのためです。

　涙液は、睡眠中はほとんど分泌されませんが、起床時には絶えず分泌されています。睡眠中などで涙液の分泌が低下すると、老廃物と粘液・脂分が混じった<u>眼脂</u>（<u>めやに</u>）となります。

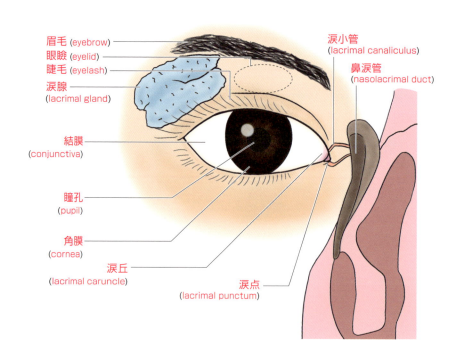

眼瞼（まぶた）と睫毛（まつげ）

眼瞼は、眼球を覆っている薄い皮膚のひだです。物理的・化学的刺激から目を保護し、目に差し込む光量を調整しています。また、まばたきによって、眼球表面を涙液で湿潤させます。

上下の眼瞼の縁には睫毛が生えています。異物の侵入を防ぐ役割のほか、睫毛の基部には多数の知覚神経が連絡しており、物が触れると反射的に目を閉じる触毛としての役割も担っています。

結膜

眼瞼の裏側と白目の部分を結ぶように覆っている膜が結膜です。薄く透明であるため、中の毛細血管の様子を容易に観察できます。結膜炎は、結膜が赤く充血して炎症を起こす疾患です*。細菌感染が原因で起こる細菌性結膜炎、ウイルス感染が原因で起こるウイルス性結膜炎、アレルギーで起こるアレルギー性結膜炎などがあります。

眼筋

眼球の周囲には、6本の眼筋が強膜（➡ p.12参照）に繋がっており、眼球の向きを上下・左右・斜めの方向に自在に変えられるようになっています。眼球を同じ方向に長時間保持すると、眼筋が疲労します。

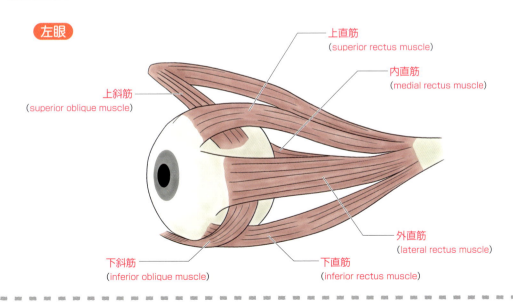

＊結膜性充血（輪部に近づくほど充血が弱い）と毛様充血（輪部から放射状に充血）の鑑別が重要。

眼球

●眼球の構造
眼球は直径が約2〜3cmのほぼ球状の器官で、頭蓋骨のくぼみ（眼窩）に収まっています。眼球は強膜、脈絡膜、網膜の3層構造と眼房（眼房水）、水晶体、硝子体で構成されています。眼球の最前面にあるのが角膜です。角膜には血管がなく、無色透明でレンズとして機能します。また、角膜には眼神経（三叉神経の第1枝、第2枝）が分布しており、機械的刺激により眼輪筋が収縮、反射的に眼瞼が閉じます（瞬目反射）。

●焦点の調節
瞳孔に入った光は角膜と水晶体で屈折し、硝子体を通過し網膜に到達します。網膜にある中心窩で結像することで、物をはっきり見ることができます。遠近の焦点調節は、毛様体を収縮・弛緩させることで、水晶体の厚みを変化させて行います（近くを見るときは厚くて丸みを帯びた形、遠くを見るときは扁平になる）。

●視細胞
網膜には色を識別する錐状細胞体と、明暗を識別する杆状細胞体という視細胞が存在します。網膜上で一番光が集まる部分が黄斑であり、その中心部が中心窩です。中心窩には、錐状細胞体が密集して存在します。光を感受した錐状細胞体は視神経を通じて電気刺激を脳に伝達します。

錐状細胞体の働きにはビタミンAが不可欠であるため、ビタミンAが欠乏すると夜間視力が低下する夜盲症を生じます。

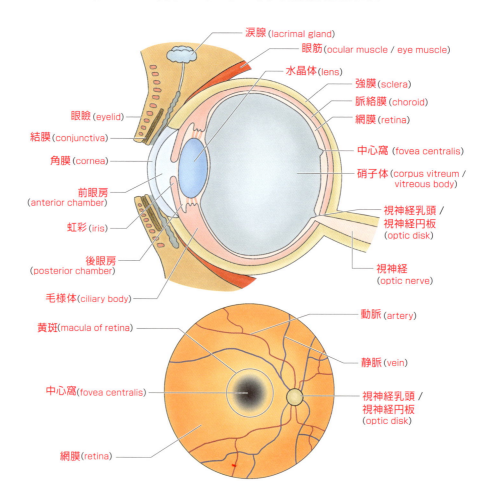

主な眼の疾患・症状

主な眼の疾患・症状の用語をまとめました。確認しておきましょう。

近視 (myopia)	網膜の手前で焦点を結んでしまう状態。遠くのものに焦点が合わない。
遠視 (hyperopia)	網膜の後ろで焦点を結んでしまう状態。近くのものに焦点が合わない。
乱視 (astigmatism)	屈折力が屈折点により異なるため、外界の1点から出た光が眼内で1点に結像しない目の屈折状態。
弱視 (amblyopia)	視力の発達が障害されて起きた低視力。眼鏡で視力が十分に矯正できない。
老視 (presbyopia)	加齢により水晶体の弾性が失われて調節幅が低下し、近くのものに焦点を合わせにくくなる。
斜視 (squint)	左右の視線が異なる方向に向かっている状態。ずれる方向により内斜視、外斜視、上下斜視、回旋斜視などがある。
眼振 (nystagmus)	眼球が痙攣したように揺れたり、動いたりする状態。
角膜炎 (keratitis)	角膜に炎症を生じる。細菌やウイルスの感染、コンタクトレンズの使用などが原因になる。
結膜炎 (conjunctivitis)	結膜が赤く充血して炎症を起こす疾患。
角膜上皮剥離 (corneal abrasion)	角膜の上皮がはがれた状態。
網膜剥離 (detached retina)	網膜が脈絡膜からはがれた状態。
黄斑変性 (macular degeneration)	加齢などにより黄斑がダメージを受けて変化し、視力が低下する。
白内障 (cataract)	水晶体が濁ってしまう疾患。加齢と共に発症することが多い。
緑内障 (glaucoma)	眼圧（眼球の圧力）が高くなることで起こる。

1 感覚器官（眼、鼻、耳）

スマホが普及したことで、スマホ老眼やスマホ斜視といった特徴的な眼症状が急増しているようです。

先輩ナース

高血圧患者の眼底検査

眼底の網膜血管は、体内で唯一動脈の走行を肉眼で確認できる部分です。動脈硬化などの変化は、全身の血管で見られるため、眼底検査により、高血圧患者の動脈硬化性変化を推測できます。分類には以下のKeith-Wagener分類が広く用いられています。

▼Keith-Wagener 分類

0群	正常
Ⅰ群	わずかな血管腔狭小化、動脈硬化
Ⅱ群	銅線動脈、交叉現象
Ⅲ群	口径不動、軟性白斑、星状斑、その他の滲出物、網膜浮腫、様々な形の出血
Ⅳ群	乳頭浮腫

糖尿病網膜症

糖尿病網膜症は、糖尿病性腎症、末梢神経障害とならぶ三大合併症の一つです。高血糖状態が続くことで、網膜にある毛細血管の硬化を来し脆くなり、その結果、血管が詰まったり、出血したりして視力が低下します。放っておくと、徐々に視力が低下し、失明に至ることがあります。糖尿病網膜症は成人の失明原因の第1位です。

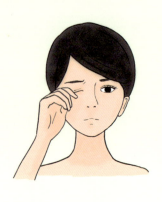

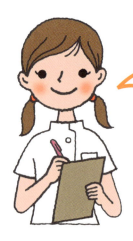

原発性の緑内障には、閉塞隅角緑内障（angle-closure glaucoma）と開放隅角緑内障（open-angle glaucoma）があります。

新人ナース

耳 (ear)

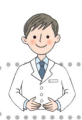

耳は、聴覚だけでなく、バランスをとる平衡感覚を担う感覚器でもあります。

耳の構造

耳は外耳、中耳、内耳に分けられます。外耳は、耳介と外耳道からなります。耳介は弾性軟骨からできており、外耳道の軟骨部に連なっています。外耳道は、軟骨部と骨部からなるやや湾曲した管です。伝音や共鳴の働きを持っています。

中耳は、鼓膜、鼓室、耳管からなります。鼓膜は外耳との境目にある膜で、鼓室内の三つの耳小骨（槌骨、砧骨、鐙骨）に繋がります。また鼓室は、耳管により鼻腔・咽頭へと通じています。内耳については次頁にて詳述します。

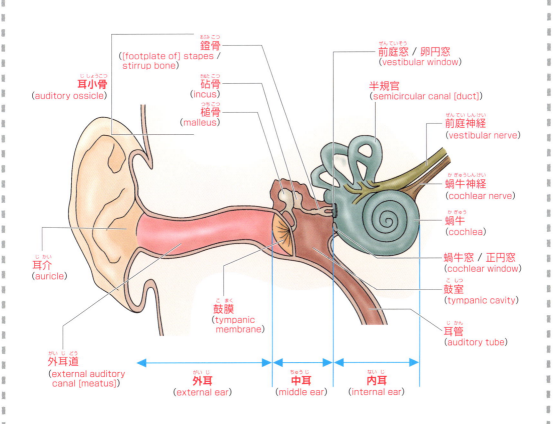

1 感覚器官（眼、鼻、耳）

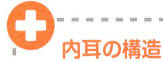
内耳の構造

　内耳は、蝸牛、前庭、半規管からなります。内耳は、曲がりくねった構造をしているため、迷路と呼ばれます。蝸牛はカタツムリの殻のような渦巻型をした器官であり、内部はリンパ液で満たされています。蝸牛内には、コルチ器と呼ばれる感音器があります。前庭も、蝸牛と同様にリンパ液で満たされています。耳石器官（卵形嚢と球形嚢）と三つの半規管があります。卵形嚢と球形嚢では水平・垂直方向の加速度を感知し、半規管では体の傾きや回転を感知しています。

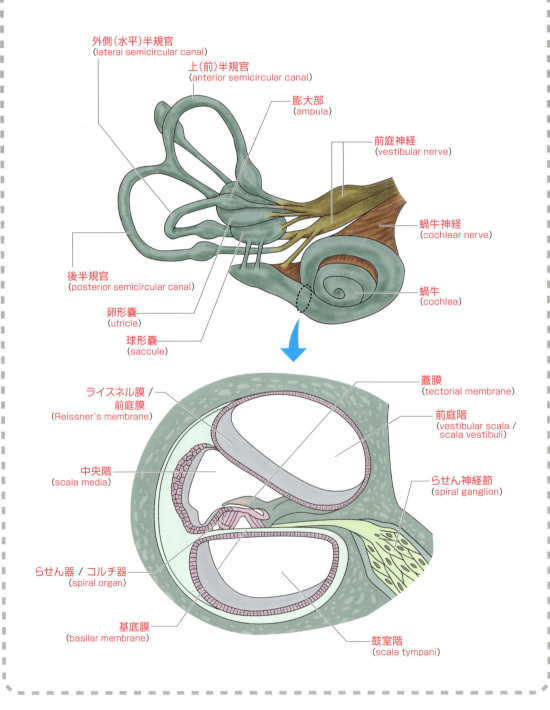

音の伝わり方

音の伝わり方を整理しましょう。空気の振動である音を耳介で捉えて、外耳道を通って鼓膜に伝えます。音の振動は鼓膜を振動させ、鼓室の中の三つの耳小骨により増幅されます。音の振動は耳小骨から蝸牛へと伝わり、蝸牛に満たされたリンパ液をふるわせます。音の振動はコルチ器で感知され、蝸牛神経を通じて脳の聴覚野（→p.122参照）に伝えられます。

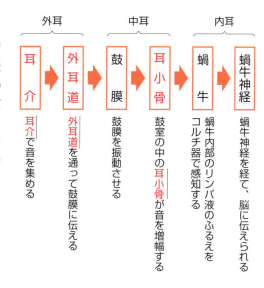

外耳：耳介（耳介で音を集める）→ 外耳道（外耳道を通って鼓膜に伝える）
中耳：鼓膜（鼓膜を振動させる）→ 耳小骨（鼓室の中の耳小骨が音を増幅する）
内耳：蝸牛（蝸牛内部のリンパ液のふるえをコルチ器で感知する）→ 蝸牛神経（蝸牛神経を経て、脳に伝えられる）

主な耳の疾患

主な耳の疾患の用語をまとめました。確認しておきましょう。

外耳炎 (otitis externa)	鼓膜より外側の外耳道や耳介の炎症
中耳炎 (otitis media)	耳管を経由し中耳に起こる感染性の炎症
内耳炎 (otitis interna)	内耳に発生した炎症
難聴 (deafness)	聴力が低下した状態。伝音性難聴 (conductive hearing loss) と感音性難聴 (sensorineural hearing loss) がある
メニエール病 (Ménière's disease)	繰り返す回転性めまい発作と難聴、耳鳴りを特徴とする疾患

なぜ小児は中耳炎になりやすい？

その理由の一つは耳管の構造的な違いです。小児の耳管は成人に比べて短く、水平に近くなっています。このため、鼻咽腔の細菌が、中耳内に入り込みやすいとされています。成長するにつれて、耳管は長く、水平ではなくなるため、中耳炎の感染機会は減ってきます。

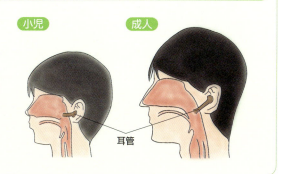

鼻 (nose)

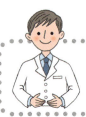

鼻は、嗅覚情報を感知する感覚器ですが、空気の通り道として呼吸器の一部でもあります。

鼻の構造と鼻腔

空気は、左右二つの穴（外鼻孔）から取り込まれ、鼻腔に入り、後鼻孔を通って咽頭へと抜けるようになっています。鼻腔には上中下の鼻甲介という骨の突起があり、鼻甲介のすきまが鼻道です。

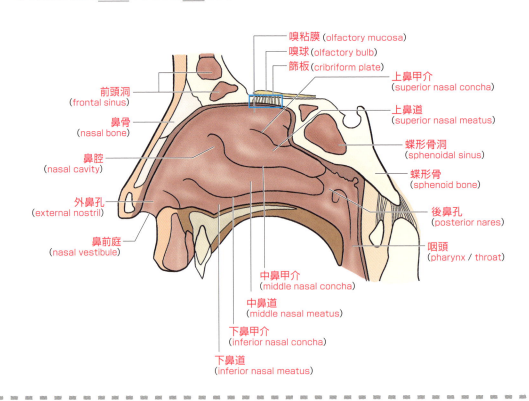

においを捉えるしくみ

前ページの鼻腔の天井の壁（青い四角で囲んだ部分）には篩板があり、嗅神経が小孔を貫いています。拡大すると下図にようになります。嗅粘膜により捉えた刺激を嗅覚情報として嗅神経（➡p.125参照）を通じて大脳に伝えます。

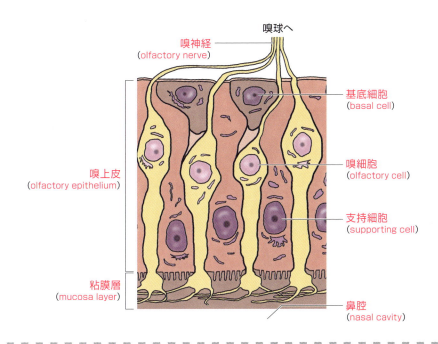

鼻の構造（正面）

正面から見た図です。鼻腔は薄い板状の軟骨と骨でできた鼻中隔によって左右に分けられます。鼻中隔の前部は毛細血管が豊富に分布しており、鼻出血を起こしやすいです。鼻道には副鼻腔（➡p.20参照）や鼻涙管への開口部があります。

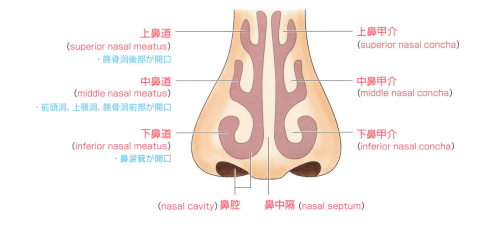

1 感覚器官（眼、鼻、耳）

副鼻腔

　鼻腔の周辺に前頭洞、篩骨洞、蝶形骨洞、上顎洞という四つの空洞があり、これらを総称して副鼻腔といいます。細い管により鼻腔と繋がっています。副鼻腔は線毛を有し、粘膜に覆われています。副鼻腔に入り込んだ埃などのゴミは、線毛の働きにより粘液と一緒に鼻腔へと排出されるようになっています。ウイルスや細菌などの感染により、副鼻腔の粘膜に炎症を来した状態が副鼻腔炎です。

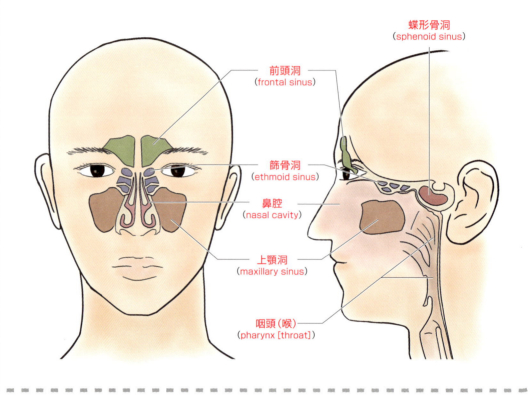

主な鼻の疾患

主な鼻の疾患・症状の用語をまとめました。確認しておきましょう。

花粉症 (pollinosis)	スギやヒノキなどの花粉に起因するアレルギー症状。
嗅覚異常 (dysosmia)	臭いを正常に感じることができない状態。
鼻炎 (nasal inflammation / rhinitis)	鼻閉、鼻汁を特徴とするアレルギー症状。
副鼻腔炎 ([paranasal] sinusitis)	副鼻腔の粘膜に炎症を起こす。
鼻出血 (hemorrhage from the nose / epistaxis)	鼻からの出血。鼻孔近く（1〜2cm）に血管が集中しており、多くはここからの出血である（高血圧、動脈硬化等が原因である場合などは、奥からの出血もある）。

1 感覚器官（眼、鼻、耳）

感覚器官のまとめ

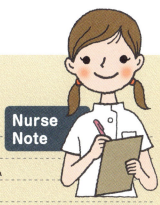
Nurse Note

眼
- 瞳孔から取り込まれた光は角膜と水晶体で屈折し、硝子体を通過し網膜に到達する。
- 網膜には錐状細胞体（色を識別する）と杆状細胞体（明暗を識別する）という視細胞がある。

耳
- 空気の振動である音を耳介で捉え、鼓膜を振動させる。
- 音の振動は、耳小骨（槌骨、砧骨、鐙骨）を経て内耳（蝸牛、前庭、半規管）に伝わる。
- 音は蝸牛に満たされたリンパ液をふるわせることで、コルチ器で感知され、蝸牛神経を通して脳の聴覚野に伝えられる。

鼻
- 外鼻孔から取り込まれた空気は、鼻腔に入り、後鼻孔を通って咽頭へと抜ける。
- 鼻腔の天井の壁には、篩骨の篩板、嗅粘膜、においを感知する受容器がある。

MEMO

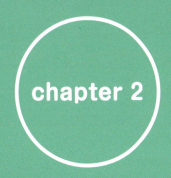

皮膚と筋・骨格系

全身に分布している皮膚や筋・骨格系について構造や機能を確認しましょう。

皮膚（skin）

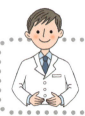

皮膚は外部刺激からの保護と発汗による体温調節をしています。また、皮膚には触覚や痛覚、圧覚、温度覚を有する感覚受容器が分布しています。

皮膚の構造

皮膚は表皮、真皮、皮下組織の3層と毛、汗腺、皮脂腺などの付属器でできています。細胞が何層にも重なり、下のほう（基底層）から常に新しい細胞がつくられ、表皮の方向に移動します。基底層でできた細胞が、角質層で垢として脱落するサイクルをターンオーバーといいます。期間は2週間～1ヵ月程度です。

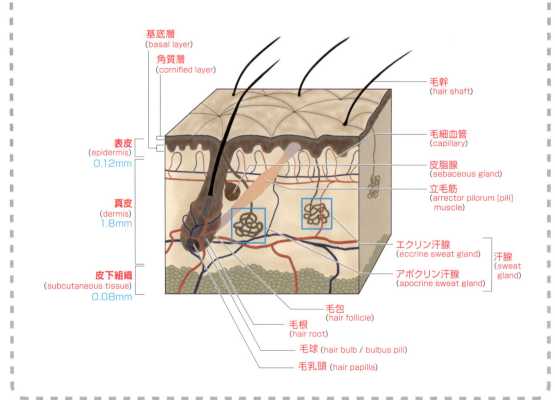

皮膚の主な役割

皮膚には主に「身体の維持と保護」、「体水分の保持」、「熱交換」、「外界情報の感知」などの機能があります。

● **身体の維持と保護**

体表面を包むことで体の保護をすると同時に、体の形を維持しています。

● **体水分の保持**

体内外の水分移動を遮断し、体内水分を保持する働きをしています。

● **熱交換**

体温が高いときには血管を拡張して放熱を促進し、発汗による気化熱を利用して体温を低下させます。一方で、体温が低いときには血管を収縮させ放熱を抑制します。

● **外界情報の感知**

触覚、痛覚、圧覚、温度覚を感知する感覚受容器として機能します（→p.27参照）。

表皮・真皮・皮下組織の特徴

表皮・真皮・皮下組織の特徴を整理しましょう。

● **表皮**

皮膚の最表面にあるのが表皮で、外側の角質層と表皮細胞の層でできています。ケラチンでできた角質層とセラミドを主成分とする細胞間脂質で構成され、皮膚のバリア機能を担っています。物理的な刺激が繰り返されると、角質が厚くなり「たこ」や「うおのめ」ができます。表皮の最下層には基底層があり、絶えず細胞の分裂・増殖が行われています。また、皮膚が日光から刺激を受けるとメラニン産生細胞（メラノサイト）が活性化してメラニンを産生し、皮膚に色を与えることで紫外線から皮膚を保護しています。

● **真皮**

真皮は表皮の下に位置しています。線維芽細胞が散在し、その間を多くの線維組織（コラーゲン、フィブリリン、エラスチンなどからなる）が覆い、皮膚に弾力を与えています。真皮には、毛細血管、毛包、汗腺のほか、種々の感覚受容器（→p.27参照）があります。

● **皮下組織**

真皮の下には皮下組織があり、脂肪細胞が多く集まっています（皮下脂肪）。皮下脂肪は外部からの熱や寒さ、衝撃から体を守り、脂質としてエネルギー貯蔵の役割を担っています。

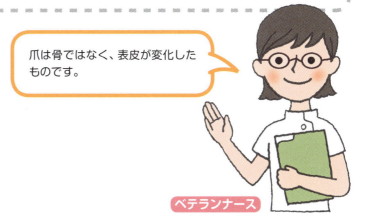

爪は骨ではなく、表皮が変化したものです。

ベテランナース

毛

　毛は皮膚の付属器の一つです。毛根の最も深い部分に毛球があり、毛球のくぼんだ部分が毛乳頭です。毛乳頭には毛細血管が入り込み毛母細胞に栄養しています。毛母細胞が細胞分裂で増殖し、上に押し上げられて次第に角化したものが毛髪となります。

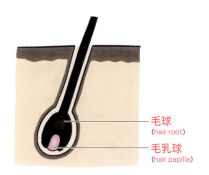

毛球 (hair root)
毛乳球 (hair papilla)

皮脂腺と汗腺

皮脂腺と汗腺は真皮に分布しています。

● 皮脂腺（→ p.24参照）
　皮脂を分泌する腺。分泌された皮脂は毛穴から排出され、皮膚や毛髪の保湿・保護の働きをしています。

● 汗腺（→ p.24参照）
　汗腺にはエクリン汗腺とアポクリン汗腺があります。アポクリン汗腺は主に腋下や生殖器周辺の毛根部に分布し、腋臭の原因となります。エクリン汗腺は汗を分泌する腺であり、全身の皮膚に分布しています。汗は体温調節に関与しています。

湿疹と蕁麻疹

　湿疹と蕁麻疹はいずれも皮膚が紅潮し、掻痒感を伴う疾患ですが、違いはなんでしょうか。
　蕁麻疹は急に全身性に発症し、多くは数時間以内に消退します。一方、湿疹は徐々に進行し、症状も局所のみ、数日間続き、消退後に色素沈着することがあります。

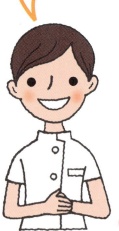

皮膚には、毛根のある有毛部と毛根のない無毛部があります。ほとんどは有毛部ですが、手のひらや足の裏のみ無毛部です。

先輩ナース

皮膚の主な感覚器

皮膚の感覚受容器には<u>メルケル細胞</u>、<u>マイスネル小体</u>、<u>パチニ小体</u>、<u>ルフィニ終末</u>、<u>自由神経終末</u>などがあります。

触覚は<u>メルケル細胞</u>、<u>マイスネル小体</u>、痛覚は<u>自由神経終末</u>、圧覚は<u>パチニ小体</u>、温度覚は<u>ルフィニ終末</u>などにより主に受容され、脳へと伝達されています。

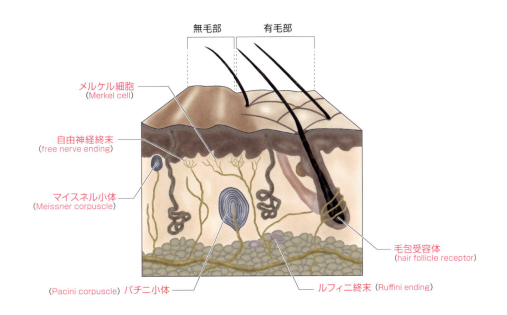

主な皮膚の疾患・症状

主な皮膚の疾患・症状の用語をまとめました。
確認しておきましょう。

アトピー性皮膚炎 (atopic dermatitis)	増悪・寛解を繰り返す、瘙痒感のある湿疹を主病変とする疾患。患者の多くはアトピー素因を持つ
湿疹 (eczema)	瘙痒感を伴う皮膚の炎症
ざ瘡 (acne)	尋常性ざ瘡 (acne vulgaris)、面皰、ニキビとも呼ばれる炎症性皮膚疾患。顔や背部、胸部に見られる
疥癬 (scabies)	疥癬虫（ダニの一種）が皮膚に寄生して起こる皮膚疾患。痒みを伴う
乾癬 (psora / psoriasis)	皮膚表面が角化し、落屑を来す疾患
白癬 (serpigo)	真菌感染による皮膚疾患。水虫やたむしなど
蕁麻疹 (urticaria / hives)	蕁麻疹は膨疹、すなわち紅斑を伴う一過性、限局性の浮腫が病的に出没する疾患であり、多くは痒みを伴う（蕁麻疹診療ガイドライン2018の定義）

骨 (bone)

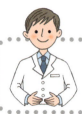
人間の体は約200個もの骨で構成されています。骨の主成分はカルシウムやリンなどの無機質です。

骨の機能

骨には主に以下のような機能があります。

- **身体各部の支持**
  骨は頭部や内臓を支える支柱となっています。

- **臓器の保護**
  臓器を骨格内に収めることで外部から保護しています。

- **運動**
  骨格筋の収縮を身体の動きに転換します。

- **造血**
  骨髄の造血幹細胞から、血液成分である赤血球、白血球、血小板が分化します。

- **カルシウムやリンなどの貯蔵**
  カルシウムやリンなどの無機質を蓄えています。

 高齢者に多い大腿骨頸部骨折

　加齢と共に、筋力の低下や骨粗鬆症による骨密度の低下で、ちょっとした転倒で骨折しやすくなります。高齢者では脊椎圧迫骨折、大腿骨頸部骨折、上腕骨頸部骨折、橈骨(とうこつ)遠位端骨折が多く、4大骨折といわれています。
　なかでも多いのが大腿骨頸部の骨折です。立位、歩行ができなくなるため、寝たきりや要介護になるリスクファクターとされてます。

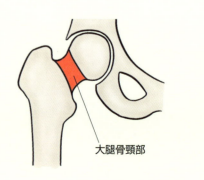

大腿骨頸部

骨の構造

　骨の基本的な構造は、表面を覆う緻密質、内部を満たすスポンジ状の海綿質、そのさらに内側の骨髄腔からなっており、骨髄腔には髄液があります。また、骨の接合部には軟骨があります。

　緻密質にはハヴァース管があり、中を血管が通っています。また、ハヴァース管には骨をつくる骨芽細胞と骨を壊す砕骨細胞があります。骨は生きた組織であり、絶えず破壊（骨吸収）と修復（骨形成）が繰り返され、新しい骨につくり替えられています。

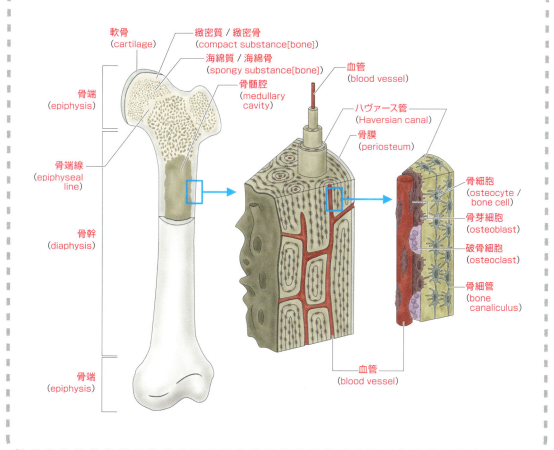

加齢により、骨形成よりも骨吸収が盛んになり、骨量が減少した状態を骨粗鬆症（osteoporosis）といいます。閉経後の女性に多いです。

先輩ナース

全身の骨格

　骨と軟骨からなる人体の骨組が骨格です。骨格は体を支え、体型を維持すると共に、筋肉や靭帯と繋がり動作する運動器でもあります。

　骨格は、中軸骨格（頭蓋骨、椎骨、肋骨）と付属肢骨格（上肢、下肢）からなります。

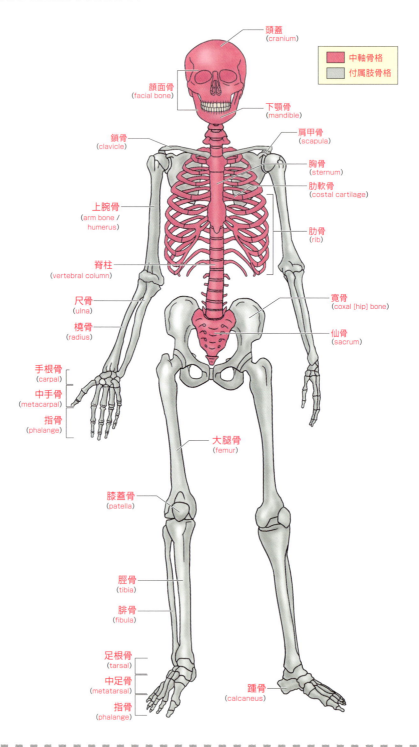

骨の種類

骨といっても一様ではありません。扁平骨、短骨、長骨、不規則骨などの種類があります。

例えば、以下に示すように扁平骨は頭蓋骨や胸骨、肋骨などの平べったい骨です。短骨は手足の甲などにある短い骨、長骨は腕や脚などの四肢にある細長い骨です。不規則骨はその名のとおり不規則な形をしています。不規則骨には下顎骨や蝶形骨（➡次ページ）などがあります。

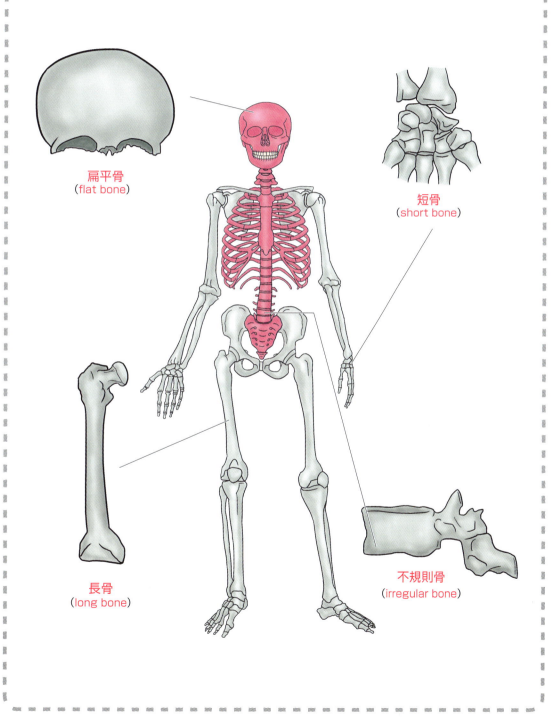

扁平骨
(flat bone)

短骨
(short bone)

長骨
(long bone)

不規則骨
(irregular bone)

頭蓋骨

扁平骨の一つ頭蓋骨については、少し詳しく見てみましょう。

頭の骨は、15種類23個の骨が組み合わさっています。主なものとして、前面と眼窩や鼻の一部を形成する前頭骨、頭頂部と側頭部の一部を形成する頭頂骨、両耳周囲（外耳道、頬骨突起、茎状突起、乳様突起などが指標となる）に位置する側頭骨、頭蓋底に位置する後頭骨、頭蓋底の一部でもある蝶の形をした蝶形骨、鼻腔の骨部を形成している篩骨があります。これらの骨は縫合と呼ばれる特徴的な結合様式で繋がっています。

前面から見ると、顔面を形成する主要な骨（下顎骨、上顎骨、頬骨など）が確認できます。さらに真下から見ると、大孔（大後頭孔）という大きな穴が開いていることがわかります。大孔には、脊柱（➡ p.34参照）が通っています。

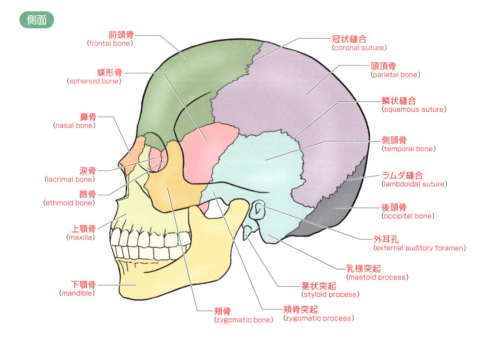

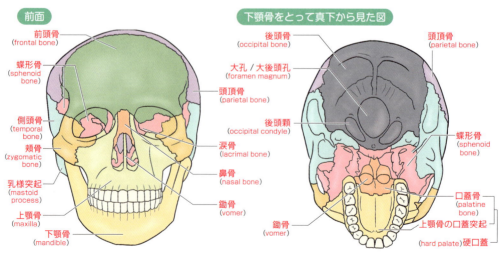

『ヒューマンボディ からだの不思議がわかる解剖生理学』尾岸恵三子、片桐康雄監訳、エルゼビアジャパン刊より。

> 外耳孔から外耳道（➡p.15参照）が通っています。

column

乳児の頭蓋骨

　成人とは異なり、乳児の頭蓋骨には**泉門**と呼ばれる、骨に覆われていない菱形の部位が2ヵ所（大泉門と小泉門）あります。また、泉門を有していることとも関連し、成人に比して頭蓋骨の縫合が不完全です。これらの理由は、出産時に胎児が産道を通過できるよう、頭蓋の変形を可能にするためです。出産後にも脳や頭蓋の継続的な発達が可能という意義があります。2歳に達するまでに泉門は徐々に骨に覆われます。

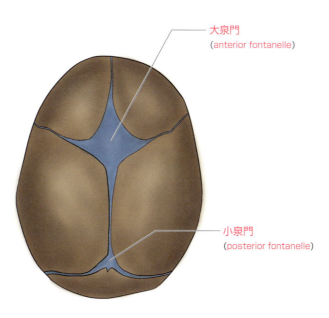

脊柱（脊椎）

続いては脊柱です。脊柱は不規則骨である椎骨が連結し、頭側から7個の頸椎、12個の胸椎、5個の腰椎と仙骨、尾骨で構成されています。体のバランスをとるために、S字に湾曲したつくりになっています（生理的湾曲）。

椎骨間の関節には、椎間板があり、クッションの役割を果たしています。椎骨の前方には椎体が、後方には椎弓があり、その間を脊髄（→p.126参照）が通っています。椎弓の左右の孔から、分岐した脊髄神経が通過しています。

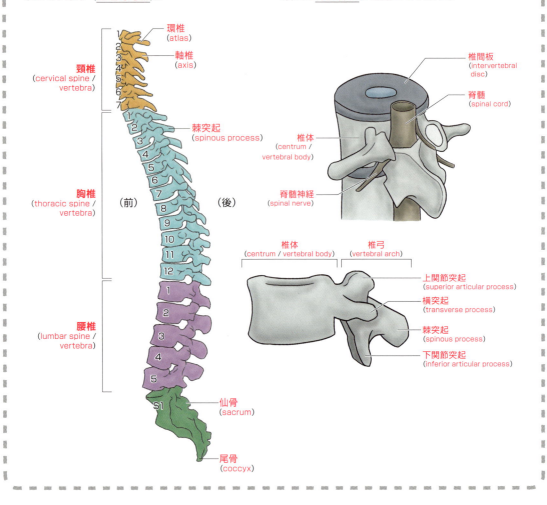

椎間板ヘルニア

椎間板は背骨を繋いで一本の柱としています。その椎間板が老化・変性し不安定になると、何かの拍子で組織の一部（髄核）や椎間板が飛び出します。これが椎間板ヘルニアです。脊髄や神経根を圧迫することで、下肢に激しい痛みやしびれを伴います。

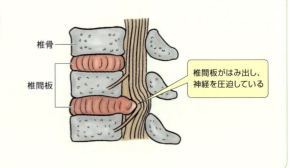

胸部周辺の骨

　胸部周辺には、胸骨と肋骨、鎖骨があります。胸骨と肋骨は肋軟骨を介して、鎖骨と胸骨は胸鎖関節で連結しています。胸骨は真肋（第1肋骨〜第7肋骨）と仮肋（第8肋骨〜第12肋骨）に分けられます。胸骨と肋骨に囲まれている部分が胸郭であり、この中で内臓が保護されています。胸郭の背側には肩甲骨があります。

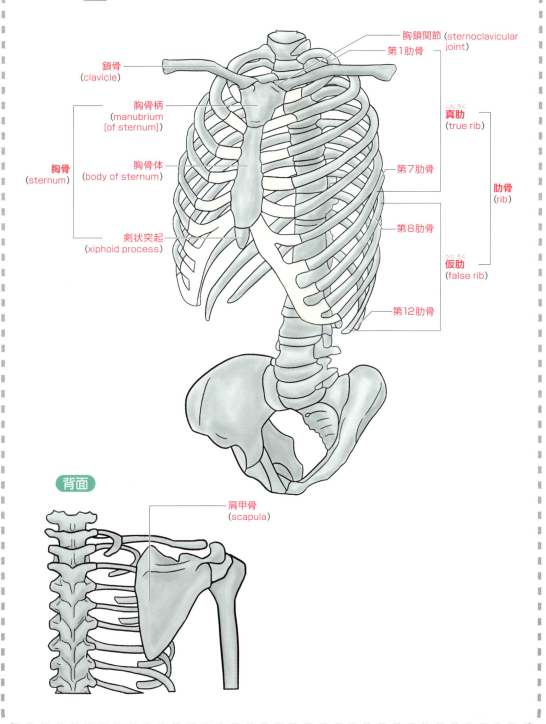

背面

肢骨

上肢は上腕の骨と鎖骨、肩甲骨などからなり、鎖骨を介して体幹と繋がります。上腕上部には丸い関節があり、肩甲骨側のくぼんだ部分（関節窩）と繋がります。

また下肢は、大腿骨と臀部側の寛骨などからなります。大腿骨の頭側にある丸い部分が大腿骨頭であり、寛骨と繋がります。

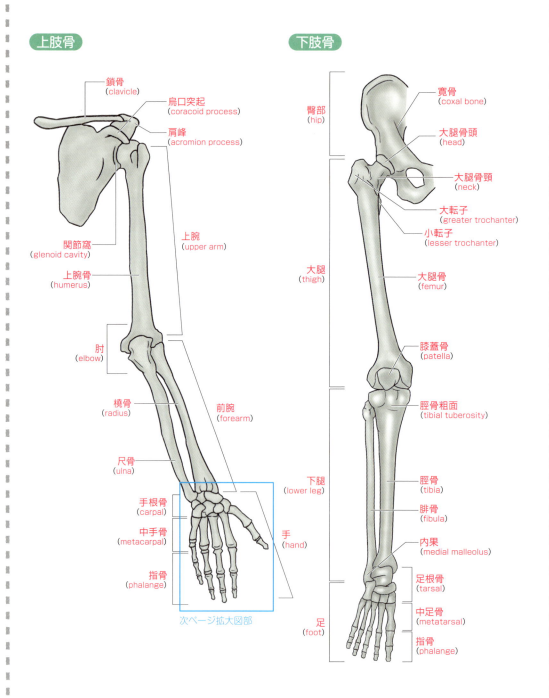

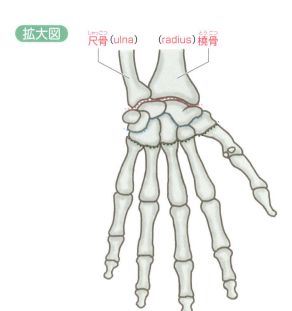

骨盤

　骨盤(pelvis)は脊柱と大腿骨の間にあり、体を支えています。生殖器や腹腔内臓器を保護しています。骨盤は仙骨、尾骨、寛骨（腸骨、坐骨、恥骨）からなります。骨盤の形は男女で異なり、女性ではたまご型に丸みを帯びており、男性ではやや縦長です。

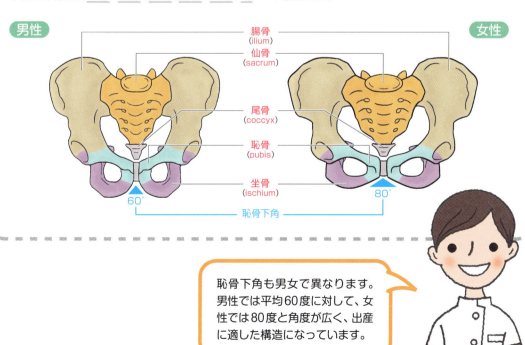

先輩ナース: 恥骨下角も男女で異なります。男性では平均60度に対して、女性では80度と角度が広く、出産に適した構造になっています。

関節 (joint)

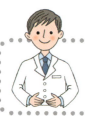

骨の連結部分を関節といいます。動かせる可動性関節と動かせない不動性関節があります。

関節の構造 (膝)

ここでは可動性関節の例として膝関節の構造を示します。骨どうしが靭帯で繋がれており、骨と骨の間には半月板という板状の組織があってクッションの役割を果たしています。関節は関節包と呼ばれる膜で包まれ、内部の関節腔は滑液で満たされています。滑液の主成分はヒアルロン酸です。

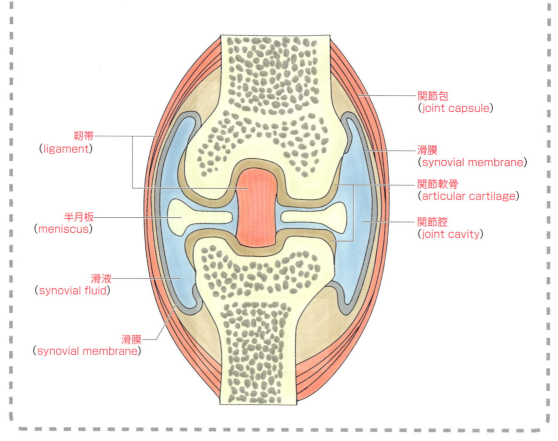

可動性関節

可動性関節には、関節面の形状によって平面関節、球関節、楕円関節、鞍関節、蝶番関節、車軸関節などがあります。

他動的な関節運動を行う場合は、可動の方向を把握し、慎重に行います。

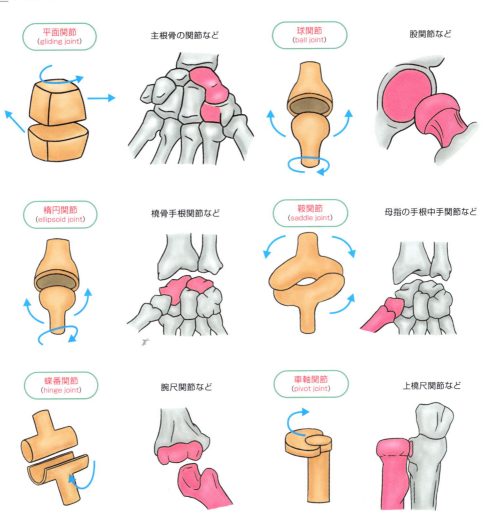

不動性関節

不動性関節は可動性のほとんどない関節です。主な不動性関節には、頭蓋骨に見られる縫合（➡p.32参照）や、釘植と呼ばれる歯根が歯槽骨にはまり込む結合（➡p.76参照）、肋骨と胸骨の結合（➡p.35参照）などがあります。

筋組織
(muscular tissue)

筋組織は収縮性のある細胞でできた組織であり、平滑筋、骨格筋、心筋があります。

平滑筋、骨格筋、心筋

●平滑筋
平滑筋は血管、膀胱、子宮、消化管などに分布する、意識的に動かせない筋肉（不随意筋）です。不随意筋は自律神経により支配されています。

●骨格筋
骨格筋は、骨に腱を介して繋がっている関節を動かすための筋肉です。意識的に動かせる筋肉（随意筋）です。顕微鏡で観察すると筋線維が縞模様にみえるため横紋筋とも呼ばれます。

●心筋
心筋は骨格筋と同様に横紋構造を持ち、心臓壁の筋層を構成しています。平滑筋と同様に不随意筋の一種です。心筋細胞が自発的に電気的興奮（活動電位）を発し、心臓を収縮させます（➡p.51参照）。

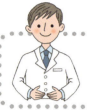
平滑筋 (smooth muscle)
核 (nucleus)

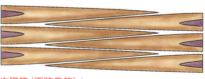
内臓筋（不随意筋）(visceral muscle [involuntary muscle])

横紋筋 (striated muscle)
筋原線維 (muscle fibril)

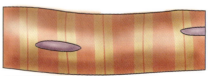
骨格筋（随意筋）(skeletal muscle [voluntary muscle])

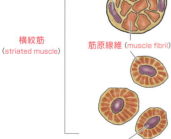
核 (nucleus)

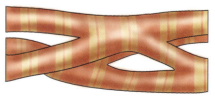
心筋（不随意筋）(cardiac muscle [involuntary muscle])

骨格筋の構造

　骨格筋の構造を以下に示します。イラストを見ると、骨格筋はたくさんの筋線維の束でできており、さらに筋線維は何本もの筋原線維の集まりであることがわかります。

　筋原線維をさらに拡大して見てみると、筋原線維はアクチンフィラメントと、細いミオシンフィラメントで構成されています。先述した横紋筋の縞模様は、アクチンフィラメントとミオシンフィラメントによるものです。筋原線維には、暗調のZ線があり、隣り合うZ線の間を筋節といって筋原線維の機能的単位とされています。アクチンフィラメントがミオシンフィラメントに滑り込むと筋節の長さが短くなり、筋肉が収縮します。

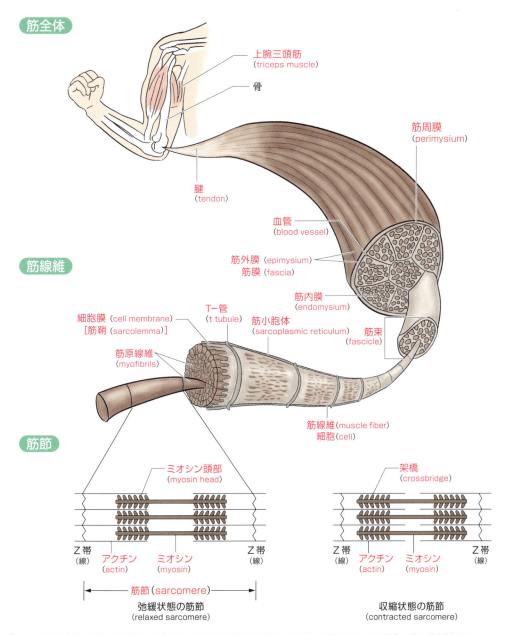

『ヒューマンボディ からだの不思議がわかる解剖生理学』尾岸恵三子、片桐康雄監訳、エルゼビアジャパン刊より。

全身の主な筋肉

人体には500以上の筋肉があります。主な筋肉を以下に示します。

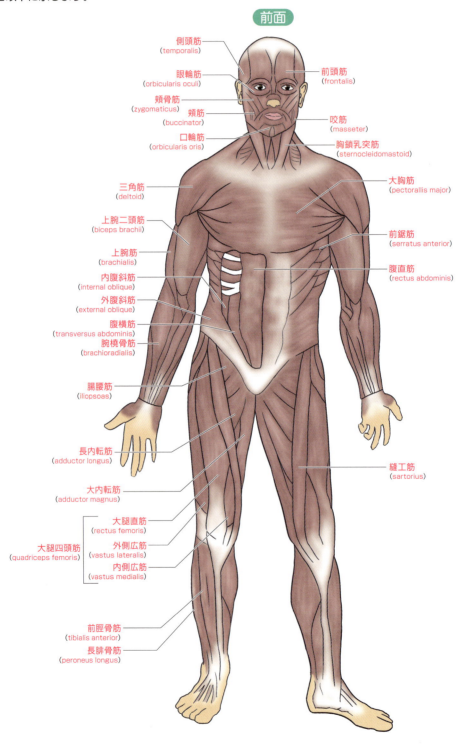

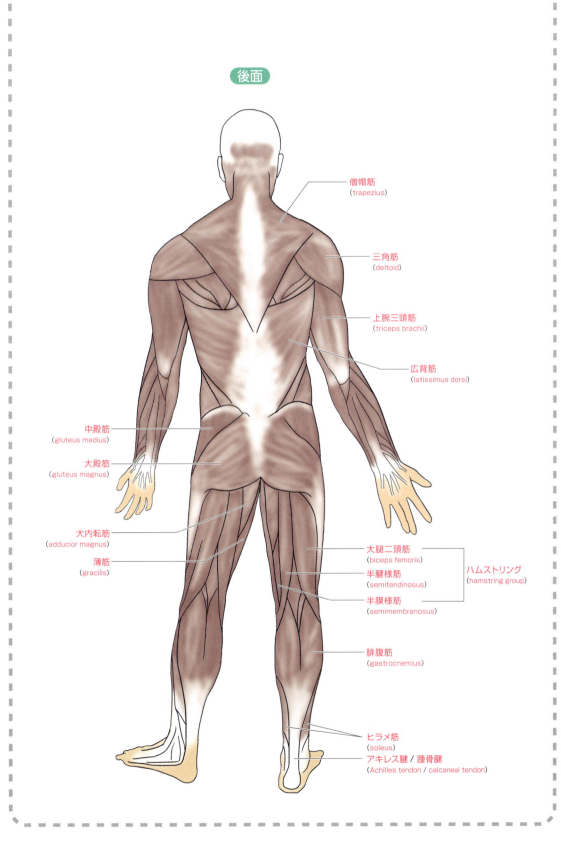

皮膚と筋、骨格系のまとめ

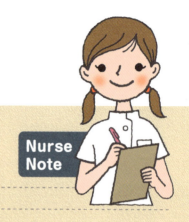

Nurse Note

皮膚
- 皮膚は表皮、真皮、皮下組織の3層構造。
- 表皮は身体を保護している。
- 真皮、皮下組織には汗を分泌する汗腺、脂を分泌する皮脂腺や毛根、血管などがある。

骨
- 表面は緻密質（硬い）、内部は海綿質（スポンジのように穴が開いている）。
- 骨をつくる骨芽細胞と骨を壊す破骨細胞が、常に骨を新しくつくり替えている。
- 扁平骨（平べったい骨）：頭蓋骨や胸骨、肋骨など
- 短骨（短い骨）：手足の甲などの骨
- 長骨（長い骨）：腕や脚の骨
- 不規則骨（不規則な形をした骨）：下顎骨や蝶形骨など

関節
- 関節では骨どうしが靱帯で繋がれ、骨と骨の間には半月板があってクッションの役割を果たしている。
- 関節内部の関節腔はヒアルロン酸が主成分の滑液で満たされている。
- 関節には様々な形状がある（平面関節、球関節、楕円関節、鞍関節、蝶番関節、車軸関節など）。

筋肉
- 平滑筋：胃や膀胱などの臓器にある筋肉。内臓筋とも呼ばれる。自らの意思で動かせない不随意筋。
- 骨格筋：骨格を動かすための筋肉。自らの意思で動かせる随意筋。
- 心筋：心臓を動かす筋肉。不随意筋。
- 骨格筋と心筋は縞模様がある（横紋筋）。

循環器系

循環器系は、血液やリンパ液などの体液を循環させ、
酸素・栄養素の供給や老廃物の運搬を担う器官系です。

循環器系とは

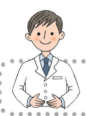

循環器系は血液やリンパ液などの体液を循環させる器官系です。

血管系とリンパ系

循環器系は、血液が循環する血管系と、リンパ液が循環するリンパ系に分けられます。

血管系は心臓を中心とする閉じた系であり、閉鎖循環系とも呼ばれます。具体的には後述しますが、心臓から出た血液が動脈により全身に送られ、毛細血管から静脈を経て、血液は心臓に戻ります。

一方でリンパ系はリンパ管末端で組織中に開いているため、開放循環系ともいわれます。リンパ球は骨髄で産生され、リンパ組織（胸腺、リンパ節、扁桃、脾臓、腸管のパイエル板など）に多く分布しています（➡p.61参照）。そして、各リンパ組織から循環血液に入り、組織へ移行、末梢のリンパ管からリンパ液中に移行し、静脈角を介して再び血液循環に戻り、リンパ組織に分布する、というような体内の循環を繰り返しています。この循環をリンパ球のホーミングといいます（➡p.63参照）。

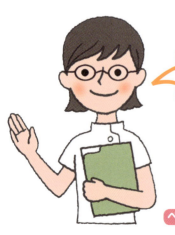

循環器系の二つ、血管系とリンパ系を整理して理解しましょう。

ベテランナース

心臓 (heart)

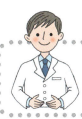

血液循環の中心となるのが心臓です。ここで心臓の構造やしくみについて確認しましょう。

心臓の位置

心臓は心筋という筋肉（➡p.40参照）でできた袋です。絶えずポンプのように拍動し、全身に血液を送り届け、酸素と栄養素を供給しています。大きさは成人では握りこぶし大といわれます。

さて、そのような心臓ですが、どのあたりに位置しているでしょうか。胸の左側だと思われがちですが、イラストで示すとおり、胸のほぼ中央です。正確にいえば、肋骨の中で、横隔膜の上部、中心よりやや左よりに、心臓上部は第2肋骨、心臓下部は第5〜6肋骨あたりに位置しています。

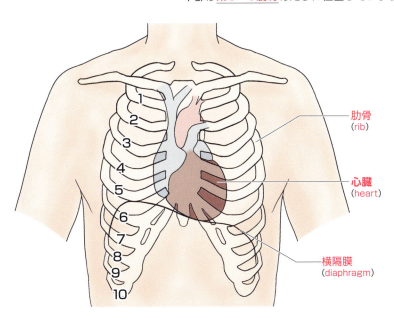

心臓の構造

ここから心臓の構造について確認しましょう。

心臓は<u>右心房</u>、<u>左心房</u>、<u>右心室</u>、<u>左心室</u>の四つの部屋に分かれています。

<u>動脈血</u>（酸素が豊富な血液）は、<u>肺静脈</u>から<u>左心房</u>に流れ込み、<u>左心室</u>から<u>大動脈</u>を経て全身に送られます（<u>体循環</u>）。全身を巡った<u>静脈血</u>（二酸化炭素が豊富な血液）は、<u>大静脈</u>から<u>右心房</u>に戻り、<u>右心室</u>から<u>肺動脈</u>を経て肺に送られます（<u>肺循環</u>）。体循環と肺循環については後述します（→p.49参照）。

心臓には、逆流を防ぐために四つの弁が備わっています。右心房と右心室の間には<u>三尖弁</u>、左心房と左心室の間には<u>僧帽弁</u>、大動脈には<u>大動脈弁</u>、肺動脈には<u>肺動脈弁</u>があります。

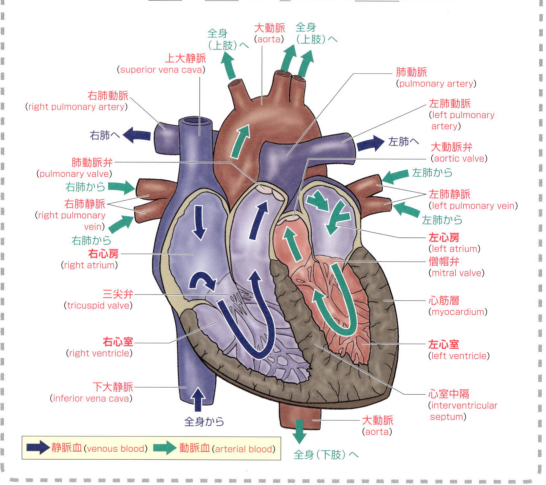

スターリングの法則

心室に入る血液量が多いほど、圧は上昇し心筋は伸展します。心筋が伸展するほど強い収縮力を発生します。この現象は発見者の名にちなんでスターリングの法則 (law of Starling / Starling's law of the heart) と呼ばれます。

体循環と肺循環

血管の流れには全身を巡る体循環と心臓と肺を循環する肺循環があります。体循環は大循環、肺循環は小循環とも呼ばれます。

肺循環では、静脈血が右心室から肺に送られ、肺でガス交換が行われて動脈血となり、肺静脈を通って左心房に入ります。

消化管（胃、腸、膵臓、脾臓）から続く静脈は門脈を通じて肝臓に至り、肝臓で代謝・解毒されてから体循環に入ります。

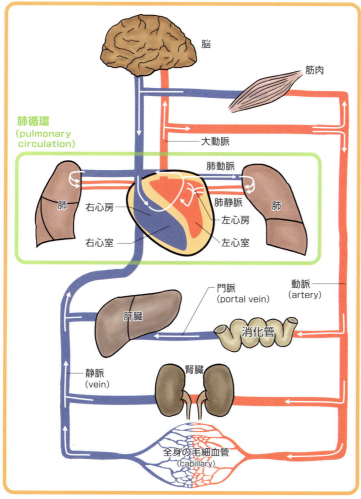

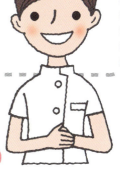

体循環と肺循環の流れは絵がかけるくらいにしっかりと頭に入れておきましょう。

先輩ナース

冠循環

　体循環・肺循環とは別に、心臓自身に血液を供給するルートとして冠循環があります。

　大動脈の起始部から2本の冠状動脈（右冠状動脈と左冠状動脈）が出発し、それぞれが枝分かれをして、心臓のすみずみまで酸素と栄養素を供給しています。冠状動脈への血流は、大動脈弁が閉鎖する心室拡張期に、大動脈洞の高い内圧によって流れます。なかでも、左冠状動脈は前下行枝と回旋枝に分岐し、体循環に重要な役割を果たす左心室に血液を供給しています（左心室前壁へは前下行枝、左心室側壁へは回旋枝）。

　酸素と栄養素を供給したあとの二酸化炭素を多く含んだ血液は、冠状静脈を経て冠状静脈洞へと戻ります。

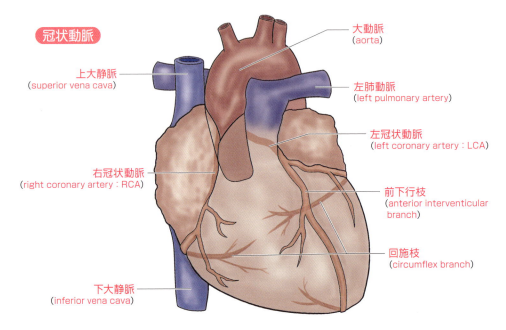

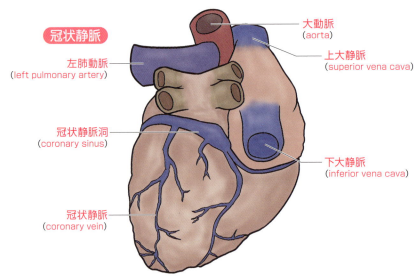

刺激伝導系

心臓は血液を効率よく全身に送り出すために、収縮と弛緩を繰り返しています。心臓の拍動を司る電気の通り道を心臓の刺激伝導系といいます。刺激伝導系では、洞房結節から発生した電気的刺激は心房伝導線維に伝わり、洞房結節を経てヒス束の脚枝に分岐し、心房のプルキンエ線維に伝わり心房を収縮させます。

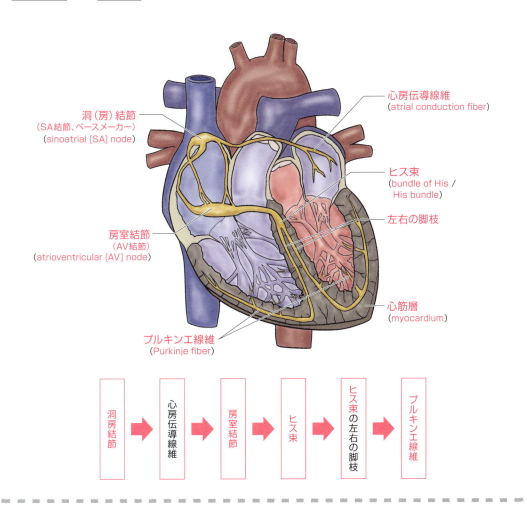

洞房結節 → 心房伝導線維 → 房室結節 → ヒス束 → ヒス束の左右の脚枝 → プルキンエ線維

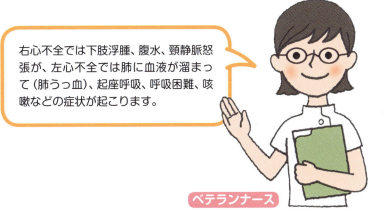

右心不全では下肢浮腫、腹水、頸静脈怒張が、左心不全では肺に血液が溜まって（肺うっ血）、起座呼吸、呼吸困難、咳嗽などの症状が起こります。

ベテランナース

心電図波形と不整脈

下図は正常な心電図波形（正常洞調律）を示したもので P 波、QRS 波、T 波からなります。P 波は心房の収縮（脱分極）を示し、鋭い QRS 波は心室の収縮（脱分極）を示しています。T 波では心室が拡張（再分極）します。

このように、絶えず同じリズム（調律）で拍動していますが、種々の要因により、心拍のリズムに異常を来すことがあります。これが不整脈です。不整脈は脈が早くなる頻脈性不整脈、脈が遅くなる徐脈性不整脈、脈が飛ぶ期外収縮の大きく三つに分類されます。それぞれの病態を以下に示します。

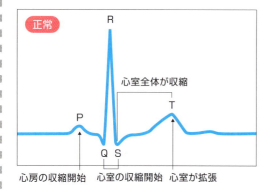

- **頻脈性不整脈 (tachyarrhythmia)**
  心房細動、発作性上室性頻拍、心室頻拍、心室細動、WPW症候群

- **徐脈性不整脈 (bradyarrhythmia)**
  洞不全症候群、房室ブロック

- **期外収縮 (extrasystole)**
  心房性期外収縮、心室性期外収縮

主な心臓の疾患・症状

主な心臓の疾患・症状の用語をまとめました。確認しておきましょう。

狭心症 (angina)	冠状動脈が詰まったり、狭くなったりして心筋に供給される血液が不足することで起こる。狭くなった状態が狭心症、完全に詰まった状態が心筋梗塞である。
心筋梗塞 (myocardial infarction: MI)	
弁膜症 (valve disease)	弁の機能が正常に働かないことで起こる。弁の開きが悪くなると血流が悪くなり（狭窄症）、弁が正常に閉じないと血液の逆流を起こす（閉鎖不全、逆流症）。
不整脈 (arrhythmia)	心臓のリズム（調律）の異常。
心不全 (heart failure: HF)	心臓のポンプ機能が正常に働かず、全身に必要とする血液が届けられない。心臓の種々の症状（狭心症や心筋梗塞、高血圧など）で過度に負担がかかった結果、最終的に至る状態。
心室中隔欠損症 (ventricular septal defect: VSD)	左右の心室を隔てる心室中隔に穴が開いている。
心膜炎 (pericarditis)	心臓は心膜という膜で包み込まれている。何らかの理由で心膜に炎症を生じた状態。

血管 (blood vessel)

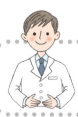

血管には、大きく動脈、静脈と毛細血管があります。それぞれの構造や役割を確認しましょう。

血管の構造

●動脈

心臓から拍出された血液を送る血管です。静脈に比べて弾力性があり、圧力に耐えられるようにできています。圧力がかかるため逆流の心配がなく、弁がありません。動脈の多くは体の深部を通っていますが、表皮近くを通る頸部、手首、肘の内側などでは脈を触れます（➡p.55参照〔★印〕）。

●静脈

心臓へ血液を戻す血管です。一部の静脈は皮膚の浅い部分に分布するため、走行を見ることができます。静脈にかかる圧は低いため、動脈に比べて血管壁は薄く、内腔は広くなっています。また、逆流を防ぐ弁が存在します。

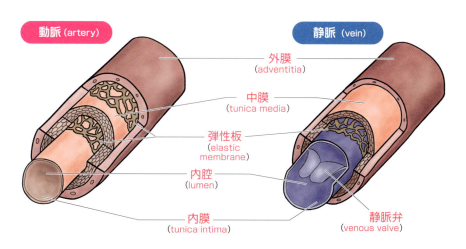

外膜	結合組織でできている
中膜	平滑筋と弾性線維からなる
内膜	内皮細胞と結合組織からなる

3 循環器系

53

● **毛細血管**

毛細血管は、動脈と静脈を繋ぐように組織に張り巡らされた細い血管です。薄い血管壁を通して組織に酸素と栄養素を供給します。代わって、二酸化炭素と老廃物が組織から血液中に移動します。

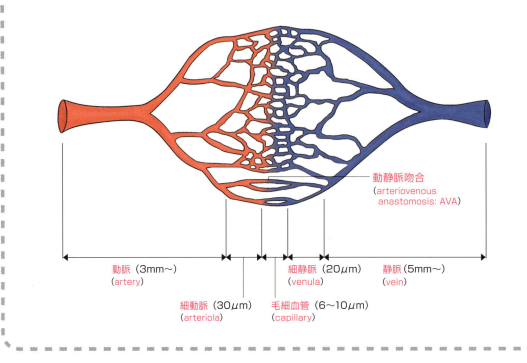

動脈「artery」の語源

arteryは"空気を運ぶ"という意味のラテン語arteriaに由来しています。古代の解剖学者は動脈を「空気を運ぶ管」と考えていたようです。この理由は、死んだ動物を解剖する際に、動脈の血液は静脈に貯留し、動脈はからっぽの状態になったためと考えられています。

主な動脈

主な動脈を以下に示します。心臓から出る動脈の本管が大動脈で、体内にある動脈はすべて大動脈からの直接的あるいは間接的な分枝です。

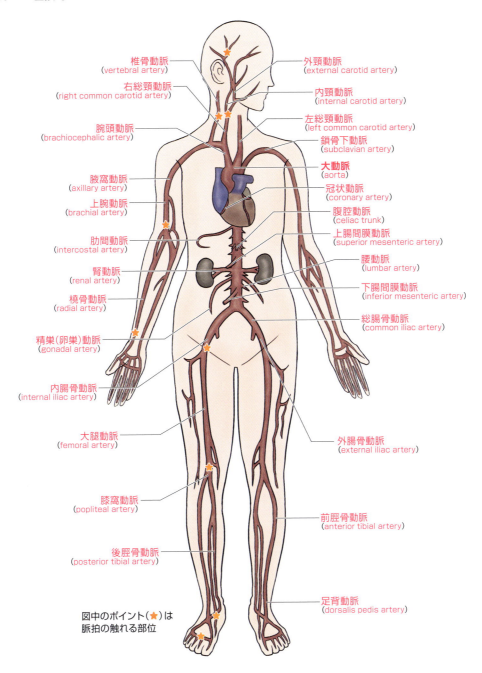

図中のポイント（★）は脈拍の触れる部位

『ヒューマンボディ からだの不思議がわかる解剖生理学』尾岸恵三子、片桐康雄監訳、エルゼビアジャパン刊より。

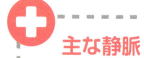

主な静脈

　主な静脈を以下に示します。毛細血管に繋がる細静脈は合流しながら太さを増し、最終的には上大静脈と下大静脈にまとまって心臓に戻ります。

　静脈採血は、橈側皮静脈、尺側皮静脈、肘正中皮静脈から主に行われます。

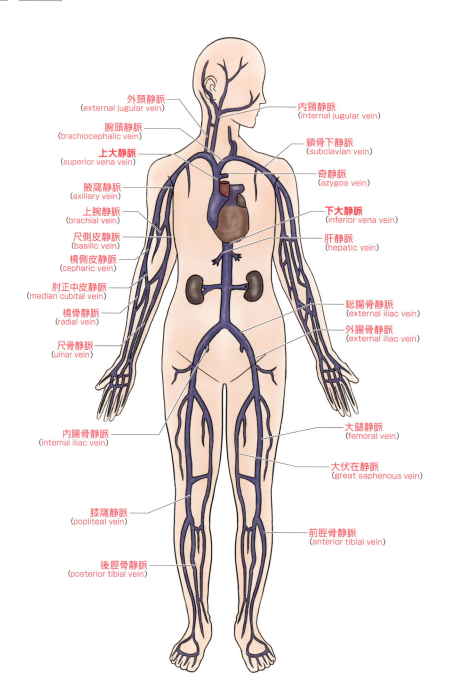

『ヒューマンボディ からだの不思議がわかる解剖生理学』尾岸恵三子、片桐康雄監訳、エルゼビアジャパン刊より。

血液 (blood)

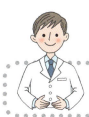

血液は血漿と血球などからなります。その役割を確認しましょう。

血液の成分

血液とは、血管の中を流れる赤色の液体です。その組成は液状の<u>血漿</u>と血球と呼ばれる細胞（<u>赤血球</u>、<u>白血球</u>、<u>血小板</u>）から構成されています。

ここは導入部であるため、白血球と総称しましたが、厳密には種々あります（➡p.58、60参照）。

顆粒球
(granulocyte)

赤血球
(red blood cell / erythrocyte)

白血球
(white blood cell / leukocyte)

血漿
(plasma)

血小板
(platelet / thrombocyte)

リンパ球
(lymphocyte)

 赤血球の核

ヒトの赤血球には核がありません。核をなくすことで容積が増え、酸素と結合するヘモグロビンを多く含めることができるためと考えられています。赤血球は分化の過程で核を放出（脱核）します（➡p.60参照）。

赤血球

中央に窪みがある円盤状の細胞です。鉄と結合した赤いヘモグロビンと呼ばれるたんぱく質を含んでいます。ヘモグロビンは肺胞で酸素分子と結合し、二酸化炭素の多い末梢組織で酸素分子を放出します。赤血球の数が少なかったり、ヘモグロビンが少なかったりすると貧血症状を来します。貧血には以下のものがあります。

鉄欠乏性貧血 (hypoferric anemia/iron-deficiency anemia: IDA)	消化管出血や月経などで、ヘモグロビン合成に必要な鉄分が不足する。
再生不良性貧血 (aplastic anemia: AA)	造血幹細胞の減少による骨髄機能の低下によって発症する。
巨赤芽球性貧血 (megaloblastic anemia: MA)	ビタミンB_{12}や葉酸の欠乏などにより、大きく未熟な赤血球 (巨赤芽球) が認められる。

白血球

細菌やウイルスなどの異物に対する防御を担う細胞です。白血球には顆粒球とリンパ球、単球があります。これらが協働して免疫機能を発揮しています。

顆粒球 (granulocyte)	顆粒球はその名のとおり、細胞内に顆粒を含む白血球である。中性色素に染まる顆粒を持つものが好中球 (neutrophil)、酸性色素に染まるものが好酸球 (eosinophil)、塩基性色素に染まるものが好塩基球 (basophil) である。特に好中球は、白血球で最も多く約60％を占める。感染組織に遊走して集まり、細菌やウイルスなどの異物を食作用で取り込む。顆粒にはリゾチーム、ミエロペルオキシダーゼなどの分解酵素が含まれ、侵入してきた異物の消化や殺菌を行う。
単球 (monocyte)	強力な食作用を有する。組織中ではマクロファージ (macrophage) と呼ばれる。好中球と同様に異物を食作用で取り込む。マクロファージは貪食したあと、ヘルパーT細胞に抗原提示する (侵入した異物の情報を伝える)。
リンパ球 (lymphocyte)	血液やリンパ液に分布する。T細胞、B細胞がある。T細胞には細胞障害性T細胞、ヘルパーT細胞などがある。ヘルパーT細胞はマクロファージより受け取った情報をB細胞に伝達し、抗体産生を促す。細胞障害性T細胞は、細胞性免疫で直接異物を攻撃する (他にもあるが、ここでは紙面の都合上割愛する)。

T細胞とB細胞

T細胞は胸腺 (thymus) で分化するため、B細胞は鳥のファブリキウス嚢 (bursa Fabricus) から発見されたため、それらの頭文字から名づけられました。

血小板と止血のしくみ

血小板は直径が 2〜5μm ほどの大きさです。血管壁が損傷すると、血小板が損傷部位に集まり、傷口を塞ぎます。血小板による止血は応急的な<u>一次止血</u>であり<u>不安定</u>です。

後に、下図に示す血液凝固系による本格的な止血が開始され、最終的には網目状のフィブリンが形成され止血が完了します（二次止血）。二次止血には2種類（<u>内因系</u>と<u>外因系</u>）が知られています。

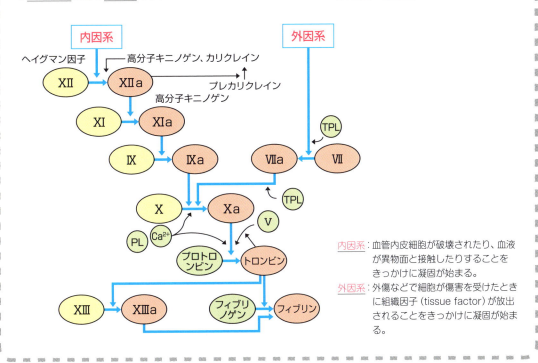

<u>内因系</u>：血管内皮細胞が破壊されたり、血液が異物面と接触したりすることをきっかけに凝固が始まる。

<u>外因系</u>：外傷などで細胞が傷害を受けたときに組織因子（tissue factor）が放出されることをきっかけに凝固が始まる。

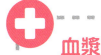

血漿

血液から<u>血球成分</u>を取り除いた<u>液性成分</u>が血漿（plasma）です。血漿の90％以上は水分でできており、残りは<u>アルブミン</u>、<u>グロブリン</u>、<u>フィブリノゲン</u>などの蛋白質のほか、脂質、糖質、電解質などが含まれています。アルブミンは血液の<u>浸透圧</u>を保持し、医薬品投与時には、医薬品成分と結合することで代謝や排泄に影響します。<u>グロブリン</u>は、特異的に異物を認識する抗体としての役割を担っています（免疫グロブリン）。<u>フィブリノゲン</u>は上記にも示しましたが、凝固に関わります。

> 血清（serum）が血漿（plasma）と異なる点は、フィブリノゲンが含まれていないことです。

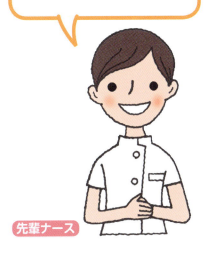

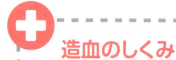

造血のしくみ

血球はどのようにできるのでしょうか。血球の形成（造血）は主に骨髄で行われ、1個の多能性幹細胞からすべての血球に分化します。

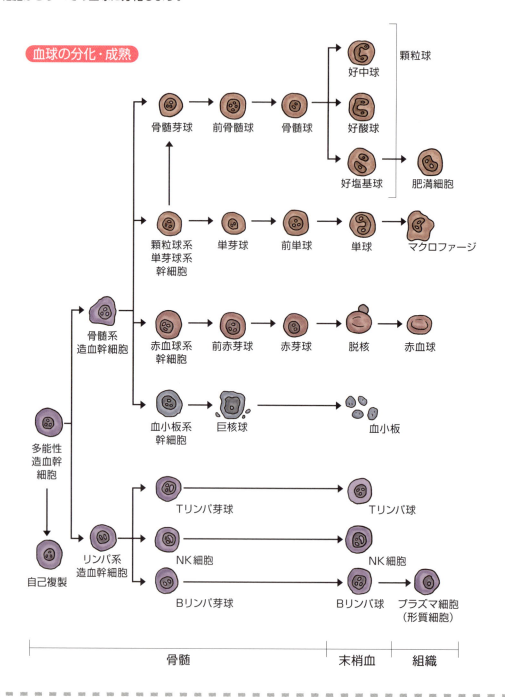

血球の分化・成熟

リンパ系
(lymphatic system)

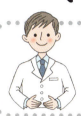
リンパ系とは、リンパ液を循環させる系で、免疫を担うリンパ球の働く場でもあります。リンパ系に含まれるリンパ組織やリンパ球の循環のしくみを確認しましょう。

✚ リンパ組織

リンパ組織は、リンパ球がつくられ増殖する<u>一次リンパ組織</u>と免疫反応の場となる<u>二次リンパ組織</u>があります。

● 一次リンパ組織
<u>骨髄</u>、<u>胸腺</u>など。<u>骨髄</u>ではリンパ球などがつくられます。<u>胸腺</u>では骨髄でつくられたT細胞を選別しています。

● 二次リンパ組織
<u>リンパ球</u>が実際に働く場です。<u>リンパ節</u>、<u>脾臓</u>、<u>小腸のパイエル板</u>、<u>扁桃腺</u>などがあります。

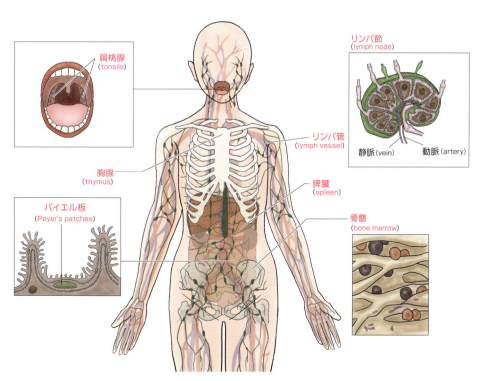

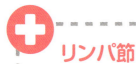
リンパ節

　リンパ節はリンパ管の各所に多数あり、そら豆の形をした器官です。リンパ節はリンパ液中の不要物をろ過して取り除くほか、免疫細胞が体外から侵入してきた細菌やウイルスなどと戦う場でもあります。

　大きなグループをつくるリンパ節には頸リンパ節、腋窩リンパ節、鼠径リンパ節があります。

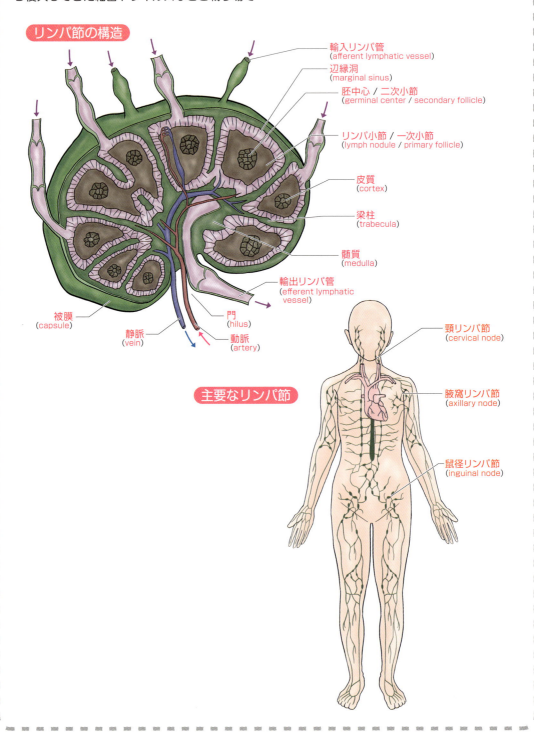

リンパ球の循環

体内には、血管だけでなく、リンパ管も張り巡らされています。血管とは異なり、リンパ管は末梢組織の"行き止まり"から心臓へと向かいます。行き止まりであるため、中を流れるリンパ液はどこからくるのでしょうか？

骨髄や胸腺などの一次リンパ組織で産生されたリンパ球は、血管を介してリンパ節、パイエル板、脾臓などの二次リンパ組織に分布します。しかし、一ヵ所にとどまるわけでなく、抗原抗体反応を起こさない場合には、各リンパ組織から再び血液循環へと移行し、体内を循環します。末梢組織において、末梢血管から組織に移行したリンパ球と組織液が、微細な穴からリンパ管に入り込みリンパ液となります。そして、リンパ管は末梢から中心の心臓に向かって合流を続け、最終的にはリンパ本管に集まり、左右の静脈角（右上半身のリンパは右静脈角、それ以外はすべて左静脈角）から、鎖骨下静脈へと流れ込みます。血液循環中のリンパ球は二次リンパ組織に向かいます。この過程をリンパ球のホーミングといいます。

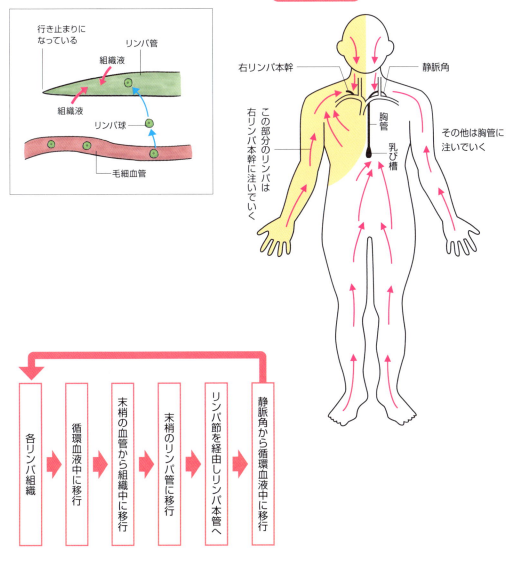

循環器系のまとめ

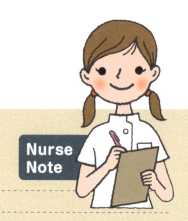

心臓
- にぎりこぶし大
- 横隔膜の上部、中心よりやや左よりに、上部は第2肋骨、下部は第5～6肋骨あたりに位置する。
- 右心房、左心房、右心室、左心室からなる。
- 肺循環と大循環：（肺）➡肺静脈➡左心房➡左心室➡大動脈➡（全身）➡大静脈➡右心房➡右心室➡（肺）
- 冠循環：心臓自身に血液を供給するルート。
- 刺激伝導系：洞房結節➡心房伝導線維➡房室結節➡ヒス束➡ヒス束の左右の脚肢➡プルキンエ線維

血管
- 血管壁は内膜・中膜・外膜の3層構造。
- 動脈：静脈よりも伸縮性あり、逆流を防ぐ弁がない。
- 静脈：動脈よりもやや内腔が広く、逆流を防ぐ弁がある。

リンパ組織
- 一次リンパ組織：骨髄（リンパ球をつくる）、胸腺（T細胞の選別）など。
- 二次リンパ組織：リンパ節、脾臓、小腸のパイエル板、扁桃など。リンパ球が働く場。

呼吸器系

ここでは呼吸器系のしくみについて学びます。
呼吸器の特徴を知り、看護に役立てましょう。

気道
(respiratory tract)

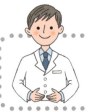
ここでは、空気を取り入れる通り道である気道について、その構造やしくみを確認しましょう。

上気道と下気道

呼吸器系は呼吸を行う器官系であり、上気道と下気道に分けられます。

上気道は胸郭の外にある鼻、鼻孔、鼻腔（➡p.18参照）、咽頭、喉頭、気管（上部）などです。

下気道は胸郭内にあり、気管（下部）、気管支、肺からなります。

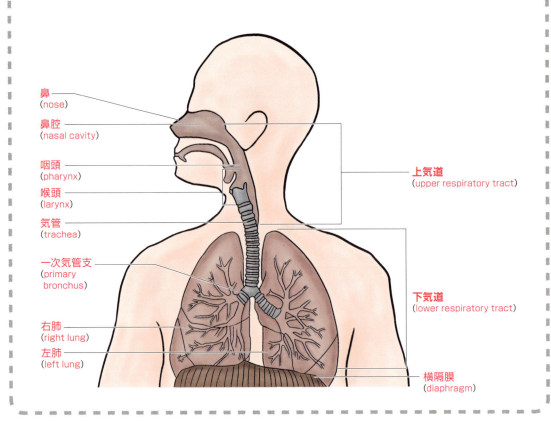

咽頭と喉頭

●咽頭

咽頭は鼻腔や口腔と繋がり、消化管と気道の両方に属しています。位置により上咽頭（鼻の奥）、中咽頭（口腔の奥）、下咽頭（のどぼとけの後ろ側、食道入口付近）に分けられます。咽頭にはリンパ組織の扁桃があり、免疫反応が行われています（➡p.61参照）。

●喉頭

喉頭は咽頭と気管周囲の軟骨に囲まれた円柱状の器官です。喉頭の軟骨で最も大きいものが甲状軟骨であり、成人男性は女性に比して大きく"のどぼとけ"と呼ばれます。

喉頭には、誤嚥防止と発声の機能があります。嚥下時には、喉頭が盛り上がり、喉頭蓋が後ろに倒れて、気管を塞ぎ、食事が気管側へ侵入しないようになります。

声帯は左右に一対あり、その間を声門といいます。声門は呼吸時には開いていますが、発声時には閉じ、閉じた声門の隙間から空気を通して声のもととなる振動をつくります。

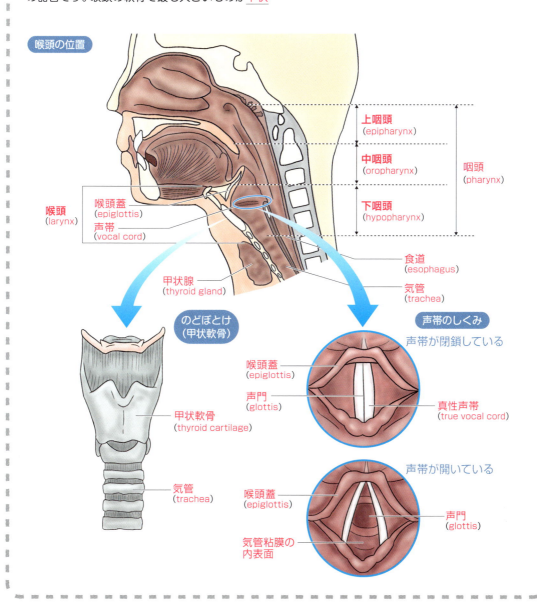

肺 (lung)

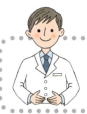

肺ではガス交換（二酸化炭素を排出し、酸素を取り入れる）が行われます。肺の構造としくみを確認します。

肺と気管・気管支

●気管・気管支

喉頭から気道が左右の肺に分岐するまでが気管です。そこから、肺門で左右に分かれて肺に入り一次気管支となり、さらにその先で二次気管支、三次気管支へと分岐し、より細かい細気管支となります。気管支の末梢には肺胞があります。気管と気管支の粘膜は線毛上皮に覆われており、呼気中の異物が線毛の運動により咽頭に向けて排出されるしくみになっています。

●肺

肺は横隔膜、肋間膜に囲まれた胸腔内にあり、左肺と右肺に分かれています。右肺はさらに上葉、中葉、下葉の三つに分かれています。左肺には心臓があるため、右肺に比べてやや小さく、上葉、下葉の二つに分かれています。取り込まれた空気は気管と気管支を経て、肺胞に到達します。肺自体には、肺を動かせる筋肉はないため自力で伸び縮みできません。横隔膜や肋間筋の働きにより、肺を伸び縮みさせて呼吸運動を行います。

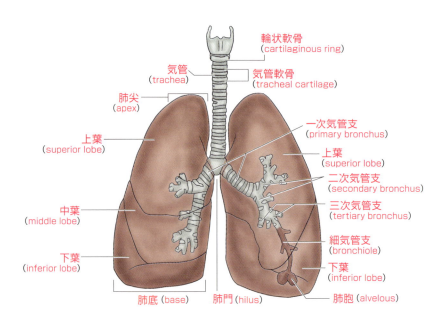

肺区域

さらに肺葉はS1〜S10の区域に分けられます。

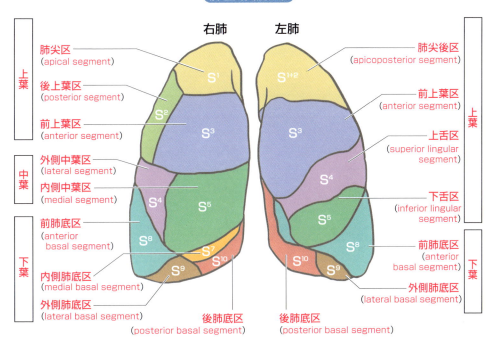

アシドーシスとアルカローシス

血漿の酸性とアルカリ性のバランスを保つしくみを酸塩基平衡といい、通常ではpHは7.35〜7.45という狭い範囲で保たれています。このpHが酸性側（7.35以下）に傾くことをアシドーシス (acidosis)、アルカリ性側（7.45以上）に傾くことをアルカローシス (alkalosis) といいます。要因が呼吸によるものを呼吸性アシドーシス/アルカローシス、代謝によるものを代謝性アシドーシス/アルカローシスといいます。それぞれを以下に示します。

▼アシドーシスまたはアルカローシスの主な要因

	アシドーシス	アルカローシス
呼吸性	呼吸の抑制によるCO₂の体内増加（呼吸器障害、中枢障害） 肺胞障害によるCO₂の排泄障害	過換気によるCO₂分圧の低下 薬物などによる呼吸中枢の興奮
代謝性	腎臓の排泄障害 下痢による腸液、膵液の喪失 インスリン不足によるケトアシドーシス 組織酸素代謝の異常による乳酸の増加	嘔吐や胃内容物吸引による胃酸の喪失 炭酸水素イオンの過剰投与 鉱質コルチコイド過剰 腎機能障害　など

肺胞

気管支の末梢にあるのが肺胞です。肺胞の周りには毛細血管がたくさんあり、ブドウの房のような構造をしています。酸素と二酸化炭素のガス交換が行われます。

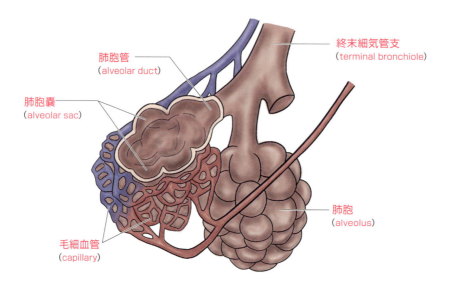

ガス交換

肺胞の壁を介して、酸素と二酸化炭素のガス交換が行われます。肺胞内の酸素は毛細血管を通じて血液に取り込まれ体内に運ばれ、二酸化炭素は肺胞内に移動し、呼気として排出されます。このような酸素や二酸化炭素の移動は拡散と呼ばれ、濃度の勾配によって高から低へと自然に移動するものです。

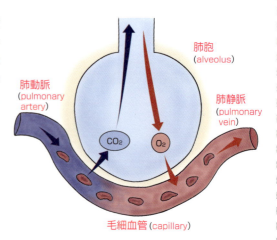

主な肺の疾患・症状

主な肺の疾患・症状の用語をまとめました。確認しておきましょう。

肺水腫 (pulmonary edema)	肺胞内に液体成分が貯留しガス交換ができなくなる。
肺気腫 (pulmonary emphysema)	肺胞壁がダメージを受けて、壁が失われた状態でガス交換をする面積が減ってしまった状態。
肺塞栓症 (pulmonary embolism)	血栓などが肺動脈に運ばれ塞いでしまう。
慢性閉塞性肺疾患 (chronic obstructive pulmonary disease: COPD)	主にタバコ煙などの有害物質を長期吸入することで生じる肺の炎症性疾患。
肺高血圧症 (pulmonary hypertension)	肺動脈の血圧が高くなり、心臓と肺の機能障害をもたらす。
肺結核 (pulmonary tuberculosis)	結核菌による肺感染症。
気管支喘息 (bronchial asthma)	気管支に慢性の炎症を生じ、発作性の呼吸困難や咳・痰を生じる。
気管支炎 (bronchitis)	気管支に炎症を生じ、呼吸器症状を起こす。
気管支拡張症 (bronchial ectasis)	気管支壁が破壊され、気管支内腔が拡張する。
気管支閉鎖症 (bronchial atresia)	形成された気管支の一部が閉鎖する先天性異常。

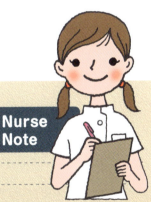

Nurse Note

呼吸器系のまとめ

空気の通り道である気道は上気道と下気道に分かれる。
- 上気道：鼻、鼻孔、鼻腔、咽頭、喉頭、気管（上部）など
- 下気道：気管（下部）、気管支、肺

気管と肺
- 気管：肺門で左右に分かれて肺に入り一次気管支となる。さらに、二次気管支、三次気管支へと細かく分岐し、気管支の末梢に肺胞がある。
- 肺：左肺と右肺がある。右肺は上葉、中葉、下葉の三つ、左肺は上葉、下葉の二つに分かれる。

MEMO

消化器系

消化器系は、食物を消化し、栄養として吸収し、
その残渣を便として排泄する器官系です。
ここでは、消化器系のしくみについて確認しましょう。

消化器系
(digestive organ system)

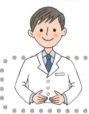

消化器系には、口から肛門まで続く消化管と消化腺に分類できます。

消化器系の主な器官

消化器系は口腔、咽頭、食道、胃、腸、肛門などの消化管と唾液腺、肝臓、胆嚢、膵臓などの消化腺があります。消化管の長さは成人では約9mです。

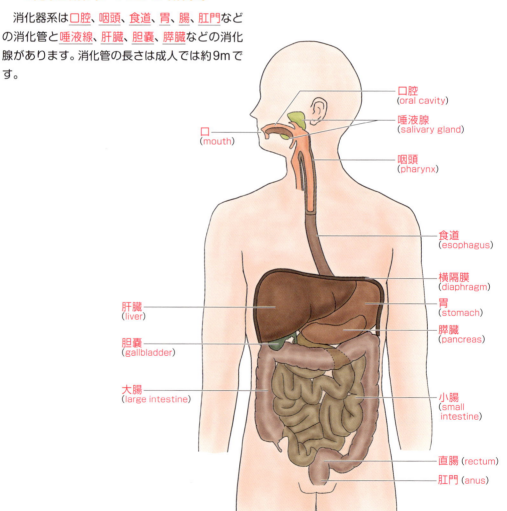

口 (mouth)

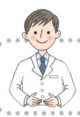

口は食物を取り入れ咀嚼する消化器官ですが、空気を取り入れる呼吸器でもあります。

口腔

口の内腔を口腔といいます。口腔には、食物を咀嚼する歯（➡p.76参照）と味覚を感じる舌（➡p.78参照）、そして、唾液を分泌する唾液腺（➡p.79参照）があります。

食物は噛み砕かれて唾液と混ぜ合わされて食道に送られます。

口腔の呼吸器としての機能については前述を参考にしてください（➡p.67参照）。

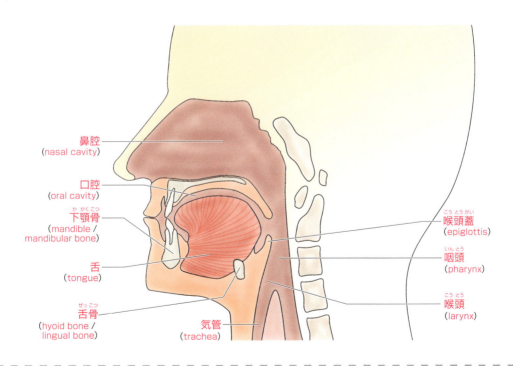

- 鼻腔 (nasal cavity)
- 口腔 (oral cavity)
- 下顎骨 かがくこつ (mandible / mandibular bone)
- 舌 (tongue)
- 舌骨 ぜっこつ (hyoid bone / lingual bone)
- 気管 (trachea)
- 喉頭蓋 こうとうがい (epiglottis)
- 咽頭 いんとう (pharynx)
- 喉頭 こうとう (larynx)

5 消化器系

歯の構造

歯は表面から硬いエナメル質、歯の大部分を占める象牙質、神経組織が含まれている歯髄、セメント質などで構成されています。歯肉より上に出ている部分を歯冠、歯肉の中に入っている部分を歯根といいます。

歯は歯肉、歯根膜、歯槽骨、セメント質などの歯周組織により、上下の顎の骨に固定されています。この結合を釘植(gomphosis)といいます。

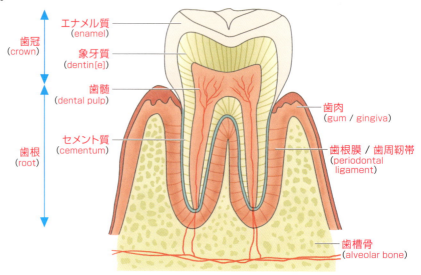

齲歯

残った歯垢に細菌が繁殖し、菌が出す酸により表面のエナメル質が溶かされることで齲歯(虫歯)が進行します。齲歯はCO (caries observation)を経て、C1からC4の順に進行します。

象牙質はエナメル質よりもやわらかいため、エナメル質を越えた齲歯の進行は速いです。

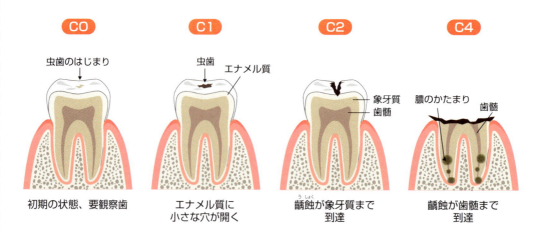

歯列

歯は永久歯では32本、乳歯では20本あります。第三大臼歯が親知らず（智歯）であり、生えない人もいます。切歯・犬歯は食物をかみ切ったり、引き裂いたりします。臼歯は、食物をすりつぶしたり、かみ砕いたりします。

乳歯は生後6〜8ヵ月頃から生え始め、3歳頃までに生え揃います。6歳頃から永久歯に生え変わり、13歳頃までに親知らずを除いて生え揃います。

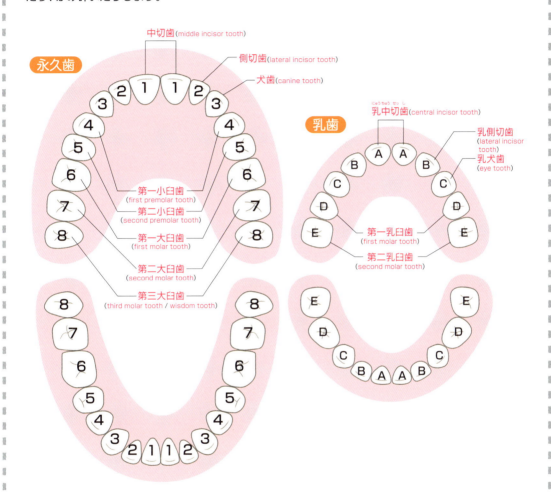

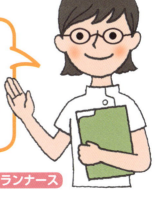

歯周病（periodontal disease）は歯垢の中にある細菌によって、歯周組織（歯肉、歯根膜、歯槽骨、セメント質）に炎症が起こっている状態です。歯周病予防には、日々の口腔ケアと専門家（歯科医、歯科衛生士）による定期的なケアが重要です。

ベテランナース

5 消化器系

舌の構造

　舌はほとんどが筋肉からなる器官で、前方の広い舌体と後方の舌根に、V字型の分界溝を境に分かれています。舌の上面には舌乳頭が分布し、これら乳頭の中には味覚を感じとる味蕾（taste bud）という感覚器があります。

　このほかに舌には、口腔に入った食物を唾液と混合させる働きがあります。

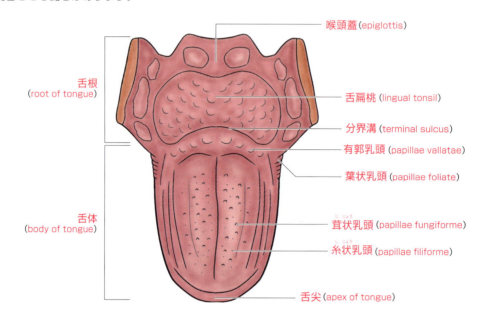

亜鉛が欠乏すると味覚障害を生じるのはナゼ？

　味蕾の中の味細胞は約1ヵ月周期で生まれ変わっています。そして、その細胞の再生には亜鉛が重要な働きをするのです。

　このため、体内の亜鉛が欠乏すると、味細胞が減少し、味覚障害を生じます。味覚障害を生じる理由の大半は亜鉛欠乏といわれています。

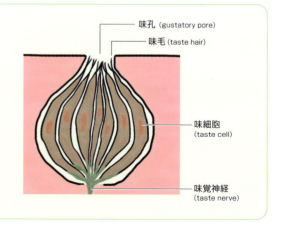

唾液腺と唾液の働き

　唾液腺には<u>耳下腺</u>、<u>顎下腺</u>、<u>舌下腺</u>があり、唾液が分泌されています。

　唾液は消化液の一種であり、唾液に含まれる<u>プチアリン</u>（<u>アミラーゼ</u>の一種）がデンプンを<u>デキストリン</u>や<u>麦芽糖</u>に分解します。また、唾液には殺菌・抗菌物質である<u>リゾチーム</u>などが含まれており、口腔粘膜の保護・洗浄・殺菌などの作用を持ちます。

　この他、唾液には、食物を湿潤させてやわらかくし、嚥下を容易にする働きや、口腔内のpHを<u>ほぼ中性</u>に保ち、<u>歯の齲蝕</u>を防ぐ役割があります。

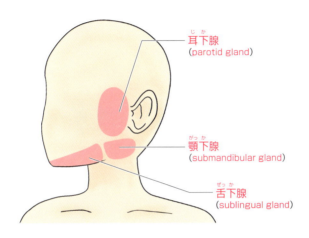

耳下腺（parotid gland）
顎下腺（submandibular gland）
舌下腺（sublingual gland）

5　消化器系

呈味物質（味を感じさせる物質）が唾液に溶けたものが、味蕾に作用することで味を感じます。このため、唾液分泌が低下するドライマウスも味覚異常の原因となります。

ベテランナース

食道 (esophagus ／ oesophagus)

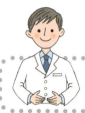

食道は咽頭と胃を繋ぐ約25cmの管です。

➕ 食道

咽頭と胃を繋ぐ管状の臓器が食道です。胸腔を通り横隔膜を貫いています。図で示す3ヵ所に生理的狭窄部があり、食物が詰まりやすくなっています。

- 頸部 (cervical part)
- 第一狭窄部／上狭窄 (upper narrow place) ← 粘膜のヒダのたるみと下咽頭周囲の筋からの圧迫による
- 第二狭窄部／中狭窄 (middle narrow place) ← 大動脈球や気管支からの圧迫による
- 食道裂孔 (esophageal hiatus)
- 横隔膜 (diaphragm)
- 第三狭窄部／下狭窄 (lower narrow place) ← 横隔膜からの圧迫などによる

(『看護の現場ですぐに役立つ解剖生理学のキホン』野溝明子著、秀和システム刊より。)

先輩ナース: 食道静脈瘤 (esophageal varix) の好発部位は下部、食道がん (esophageal cancer) の好発部位は中・下部です。

食道の蠕動運動

　食道では、口から取り込んだ食物が通過しやすいように粘膜から粘液が分泌され、チューブをしぼるような蠕動運動により胃に送られます。

　食道はふだんは閉じられていますが、食物が通るときに広がるようにできています。

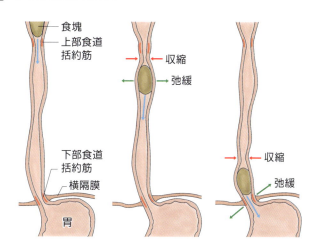

消化管の構造

　消化管の壁の基本的構造は同じです。内側から粘膜、粘膜下組織、筋層、漿膜からなります。腸間膜は空腸〜回腸と後腹壁を連結している腹膜の二重構造です。

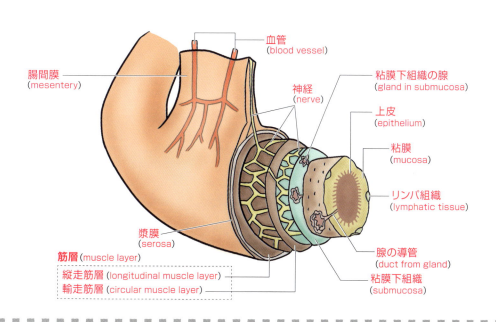

胃 (stomach)

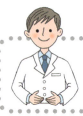

胃は、食道から入ってくる食物を一時的に貯めておく袋です。ここでは、胃の構造と働きを見てみます。

胃

　胃は一時的に食物を貯める袋であり、胃液と共に食物を撹拌し、消化しています。

　胃は大きく、噴門、胃底、胃体、幽門で構成されています。噴門では、食物が胃に入ったときに閉じることで食道への逆流を防ぎ、幽門では胃の内容物を小腸（十二指腸）へ送り出す量の調節をしています。

　胃の内壁の粘膜には胃小窩と呼ばれる微細な孔があり、胃液を分泌する胃腺と繋がっています。胃腺は主に胃体や胃底に分布する胃底腺、幽門部に分布する幽門腺、噴門に分布する噴門腺があり、場所によって分泌物が異なります（幽門腺や噴門腺からは主に粘液が、胃底腺からは塩酸や消化酵素、粘液が分泌される）。

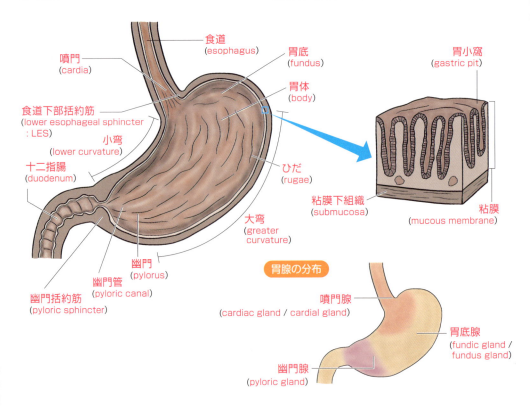

胃液と胃腺

　胃液と胃腺についてはもう少し詳しく見てみましょう。胃腺を拡大したものが下図です。種々の細胞で構成されていることがわかります。それぞれの働きを確認しましょう。

●粘膜細胞・粘液細胞

　粘膜細胞は胃粘膜の表層を構成する細胞です。粘液細胞は粘液（胃粘液）を分泌します。胃粘液は酸や消化酵素による損傷から胃内壁を保護しています。粘液細胞は副細胞ともいわれます。

●壁細胞

　塩酸や内因子などを分泌します。胃酸には胃内を強酸性に保ち、胃内容物の腐敗・発酵を抑える働きがあります。また、ペプシノーゲンを活性化し、タンパク質を消化する酵素であるペプシンに変換する働きがあります。内因子は小腸でのビタミンB_{12}の吸収に関与しています。胃粘膜が萎縮し、内因子が低下するとビタミンB_{12}欠乏により悪性貧血を生じます。

●主細胞

　ペプシノーゲンを分泌します。前述のとおり、ペプシノーゲンは活性化してペプシンとなり、胃酸と共に胃液として働きます。タンパク質を半消化した状態（ペプトン）にする働きがあります。

●内分泌細胞

　ガストリン、ソマトスタチンなどの消化管ホルモンを分泌し、胃運動をコントロールしています。ガストリンは幽門前庭部に主に分布するG細胞により分泌され、胃酸・ペプシノーゲンの分泌や胃運動を促進させる働きがあります。
　また、ソマトスタチンは主に幽門部、胃底に分布するD細胞により分泌され、ガストリンやセクレチン（十二指腸から分泌するホルモン。胃酸分泌を抑える働きがある）などのホルモンの働きを抑えます。

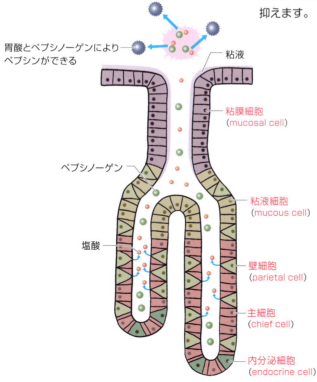

主な胃の疾患・症状

主な胃の疾患・症状の用語をまとめました。確認しておきましょう。

胃炎（gastritis / gastric inflammation）	胃粘膜の炎症。感染、ストレス、自己免疫疾患など種々の要因によって起こる。
胃潰瘍（gastric ulcer）	胃粘膜下の筋層まで損傷した状態。攻撃因子と防御因子のアンバランスにより発症する。
胃下垂（gasroptosis / gastroptosia）	胃が正常位置（腸骨の左右を繋いだ線上）よりも下に下がった状態。
胃癌（gastric cancer）	胃粘膜に発生する悪性腫瘍。
消化管間質腫瘍 （gastrointestinal stromal tumor：GIST）	消化管の悪性腫瘍。胃や十二指腸に多い。通常のがんは粘膜から発生するが、GISTは粘膜下の筋肉層（固有筋層）に発生する。
胃拡張（gastric dilatation）	幽門部の狭窄により内容物が先に進めず胃が拡張する。
胃切除（gastrectomy）	胃の外科的切除。胃全摘術（噴門、幽門を含めた胃のすべて摘出する）、幽門側切除術（幽門を含めた胃の出口側2/3程度を切除する）、噴門側切除術（噴門を含めた胃の上部1/3〜1/2程度を切除する）などがある。
胃出血（gastrorrhagia / gastrointestinal hemorrhage）	胃からの出血。

小腸 (small intestine)

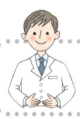

小腸は全長が約6〜7mからなる臓器で、十二指腸、空腸、回腸の三つの部分に分けられます。

小腸の構造

●十二指腸

十二指腸は胃から繋がり、C字型に湾曲しています。膵臓と胆管からの開口部（小十二指腸乳頭と大十二指腸乳頭）があり、膵液と胆汁が腸管に送り込まれています。十二指腸は後腹膜に固定されています。

●空腸、回腸

十二指腸から続く部分のおよそ40％が空腸、残りの60％が回腸です（空腸と回腸の明確な境界線はない）。十二指腸と異なり、空腸・回腸は後腹膜に固定されておらず、比較的自由に動けます。

空腸と回腸は、栄養素を吸収する器官であり、効率的に吸収できる構造になっています。小腸の腸管を拡大してみましょう（➡p.86参照）。内壁には輪状ひだがあり、さらにその表面は絨毛に覆われています。このようにして、空腸と回腸では表面積を大きくすることで吸収効率を高めているのです。

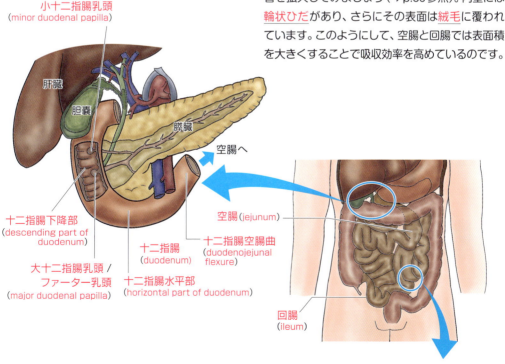

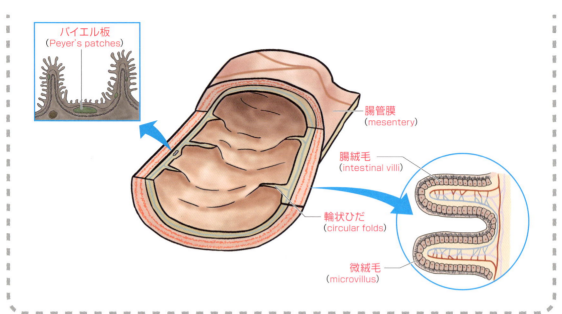

小腸内の消化酵素

小腸内では、様々な酵素の働きによって、栄養素を吸収しやすいかたちにつくり替えています。主なものを以下に示します。

● **トリプシン**

十二指腸で分泌されるエンテロキナーゼの働きにより、膵液に含まれるトリプシノーゲンがトリプシンに変えられます。トリプシンは、ペプトン（➡ p.87参照）をさらに細かく分解します。

● **エレプシン**

小腸のタンパク分解酵素の一種。ペプトンやポリペプチドをアミノ酸に分解します。エレプシンにはカルボキシペプチダーゼ、アミノペプチダーゼ、ジペプチダーゼなどの種類があります。

● **マルターゼ・ラクターゼ**

炭水化物の分解酵素。マルターゼはマルトースをグルコースに、ラクターゼはラクトースをグルコース、ガラクトースに分解します。

消化酵素	基質	分解産物
エンテロキナーゼ	トリプシノーゲン	トリプシン
アミノペプチダーゼ	ポリペプチド	アミノ酸
カルボキシペプチダーゼ	ポリペプチド	アミノ酸
エンドペプチダーゼ	ポリペプチド	ペプチド
ジペプチダーゼ	ジペプチド	アミノ酸2分子
マルターゼ	マルトース、マルトトリオース、α-デキストリン	グルコース
ラクターゼ	ラクトース	ガラクトースとグルコース
スクラーゼ	スクロース、マルトトリオース、マルトース	フルクトースとグルコース
α-デキストリナーゼ	α-デキストリン、マルトトリオース、マルトース	グルコース
トレハラーゼ	トレハロース	グルコース
ヌクレアーゼ　その他	核酸	五炭糖、プリンまたはピリミジン塩基

三大栄養素の消化吸収のながれ

　各臓器ごとに消化吸収について取り上げましたが、ページが分かれるため、全体像が見えにくいかもしれません。このコラムで改めて三大栄養素（糖質、タンパク質、脂質）の消化吸収のながれを整理してみましょう。

　糖質（炭水化物）は、アミラーゼやラクターゼなどの消化酵素により、グルコースなどの単糖類まで分解されます。タンパク質は胃液のペプシン、膵液のトリプシンなどにより、アミノ酸まで分解されます。グルコースやアミノ酸は、小腸の微絨毛にある毛細血管から門脈へと集められ、肝臓へと運ばれます。食事中の脂質のほとんどはトリグリセリド（中性脂肪）です。トリグリセリドは、リパーゼによりモノグリセリド（グリセリン）と脂肪酸に分解されたあと、胆汁酸の作用によりミセル化され小腸粘膜から吸収されます。

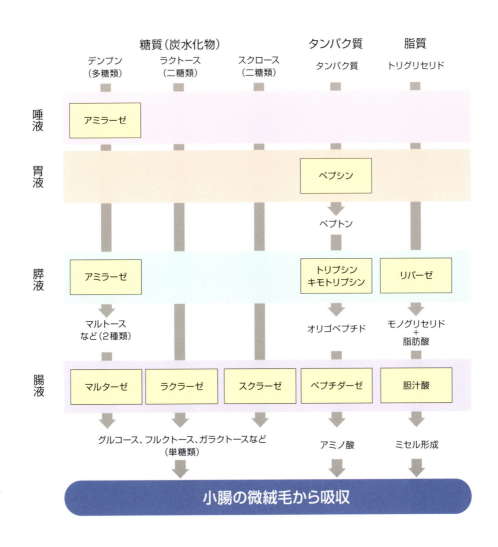

大腸 (large intestine)

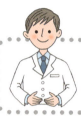

大腸は回腸から繋がり、盲腸、結腸、直腸からなる長さ約1.5mの管状の臓器です。内腔に微絨毛がない点で小腸とは異なっています。

大腸（盲腸・結腸・直腸）

●盲腸
回腸が大腸に開く回盲口より下方向に袋状に広がる部分が盲腸です。盲腸の下側からは虫垂が出ています。虫垂にはリンパ組織が発達し、免疫機能に関与しています。

●結腸
回盲口より上側が結腸です。結腸は上行結腸、横行結腸、下行結腸、S状結腸に区分されます。

●直腸〜肛門
S状結腸から続く直腸は、直腸S状部、上部直腸、下部直腸に区分されます。直腸の体外への開口部が肛門です。

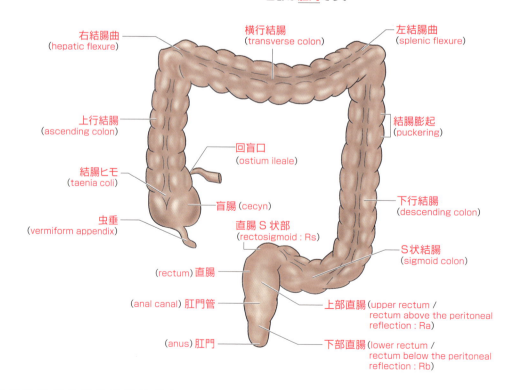

大腸の働き

大腸では小腸とは異なり、消化はほとんど行われません。大腸の主な働きは、便を形成し排便することです。そのために、水分と電解質（ナトリウム、カリウム、リン酸など）を吸収します。大腸の粘膜からは粘液が分泌され、便を滑らかにする作用があります。

また、大腸内には大腸菌やビフィズス菌など多種多様な細菌が、なんと100兆個も住んでいます。これらの細菌は、食物繊維を分解してガス（メタン・二酸化炭素など）を発生させたり、血液凝固に必要なビタミンKやビタミンB群（B_1、B_2、B_{12}）などのビタミン合成をしています。

肛門の構造

直腸の体外への開口部が肛門です。直腸の粘膜と皮膚の境目にはギザギザ線の歯状線があります。肛門周囲には外肛門括約筋と内肛門括約筋の二つの筋肉があり、排便をコントロールしています。

なお、肛門管の周囲の直腸静脈叢は肝臓の門脈を経ず心臓に至ります。このため、肝代謝を受けない薬剤の投与経路として、坐剤が用いられます。

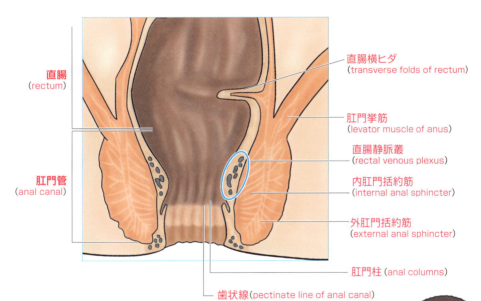

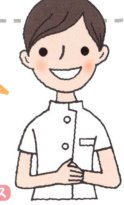

摘便は、示指を肛門に挿入し、粘膜を傷つけないように、少しずつ便をかき出します。

先輩ナース

便の形成と便意のしくみ

　回腸から大腸に送りこまれるころの便は、水分を多く含む粥状（どろどろの状態）です。大腸を通過する過程で少しずつ水分が吸収され、便は固形化していきます。上行結腸では粥状〜半粥状ですが、下降結腸を通過するころには便は固形化しています。

　通常、便はＳ状結腸に滞留し、直腸は空になっています。Ｓ状結腸から直腸に便が送られると、便意を感じます。便が肛門近くまで下りてくると内肛門括約筋は自然に弛緩します。一方、外肛門括約筋は手足と同様に随意筋であり、トイレまで便がもれないように、自分の意思で外肛門括約筋を締めることが可能です。

主な大腸の疾患・症状

　主な大腸の疾患・症状の用語をまとめました。確認しておきましょう。

過敏性腸症候群 (irritable bowel syndrome：IBS)	明らかな異常が認められないにもかかわらず、腹痛や腹部の不快感を伴う便秘や下痢が長く続く。
炎症性腸疾患 (inflammatory bowel disease：IBD)	腸管の炎症を起こす病態。主なものには潰瘍性大腸炎（ulcerative colitis：UC）とクローン病（Crohn disease：CD）がある。
痔核 (hemorrhoid)	肛門にできるいぼ状の腫れ。歯状線より外側を外痔核 (external hemorrhoid)、内側を内痔核 (internal hemorrhoid) という。
大腸がん (colorectal cancer)	結腸または直腸の粘膜層に発生するがん。主に腺がんである。
結腸ポリープ (colonic polyp)	大腸の粘膜層の一部がイボのように隆起する。
虫垂炎 (appendicitis)	虫垂に炎症が起こる病態。一般には盲腸と呼ばれる。

マックバーニー点とランツ点

　臍と右上前腸骨棘を結ぶ線上の外側1/3に位置するのがマックバーニー点（McBurney point）、右上前腸骨棘と左上前腸骨棘を結ぶ線上の右1/3に位置するのがランツ点（Lanz point）です。虫垂炎の代表的な圧痛点です。

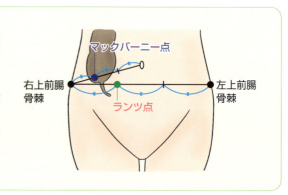

肝臓 (liver)・胆嚢 (gallbladder)・膵臓 (pancreas)

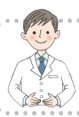
十二指腸には肝臓・胆嚢・膵臓からの管が繋がっており、胆汁や膵液が送られ十二指腸で消化液と混ぜられます。ここでは、肝臓・胆嚢・膵臓の構造を見てみましょう。

肝臓

肝臓は<u>右上腹部</u>（<u>横隔膜</u>の直下）にある人体最大の臓器です（約1,200g）。肝臓は<u>肝鎌状間膜</u>で右葉と左葉に分けられます。右葉は左葉に比べて大きく、厚くなっています。

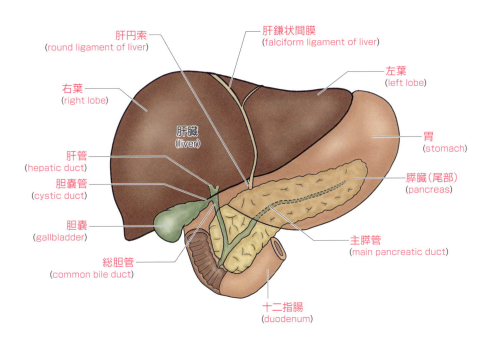

肝区域

さらに肝臓は、出入りする血管（門脈と肝静脈）の枝分かれにより、エコーやCTの所見のため八つの区域（肝区域）に区分されます。

①：後区域（尾状葉）　②：左外側後区域
③：左外側前区域　　　④：左内側区域
⑤：右内側前区域　　　⑥：右外側前区域
⑦：右外側後区域　　　⑧：右内側後区域

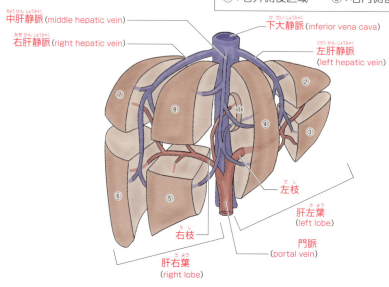

肝臓の多様な機能

肝臓は栄養分の代謝や貯蔵において中心的な役割を果たしています。そのほかにも肝臓は、人体の化学工場などと呼ばれるほど多様な機能を持っています。

栄養分の代謝と貯蔵	・胆汁の産生（➡ p.95参照）。 ・ブドウ糖をグリコーゲンとして貯蔵。必要に応じてグリコーゲンをグルコース（ブドウ糖）に変えて血中に放出する。 ・ビタミンの合成（A、D、B_6、B_{12}など）。 ・脂質をエネルギー源として利用可能な形に代謝する。
有害物質や不要物の無毒化・代謝	有害物質の無毒化・体外へ排出しやすい形への代謝。 アルコール代謝（アルコール➡アルデヒド➡酢酸）。 アンモニア代謝（アンモニア➡尿素）。 ビリルビン代謝（胆汁の原料にする）。
生合成	コレステロール、フィブリノゲン（血液凝固因子、➡p.59参照）、アルブミン、アミノ酸などの生合成。

肝小葉

肝小葉とは肝臓を構成する基本単位で、六角形の形をしています。肝小葉では中心静脈を中心に肝細胞が並び、層を形成しています。

● 胆汁の流れ

胆汁は肝細胞でつくられ、毛細胆管から小葉間胆管を通じて胆嚢に蓄えられます。

● 血液の流れ

類洞を流れた血液は小葉間静脈から肝小葉中央の中心静脈へと集められ、肝静脈、下大静脈を経て心臓へと送られます。

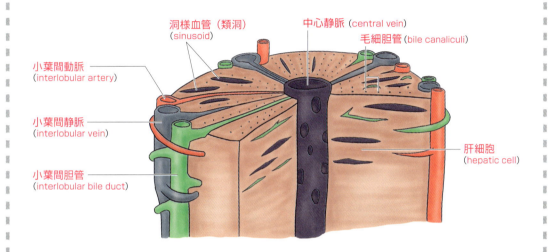

肝機能検査値

肝機能が低下すると黄疸、出血、貧血、やせなどの症状が起こります。しかし、肝臓は予備能が高いため、なかなか自覚症状が現れません。

自覚症状が現れたときには、かなり肝機能が低下している可能性があります。肝機能検査値に注意することが必要です。

項目	基準値
AST（アスパラギン酸アミノトランスフェラーゼ）	30IU/L 以下
ALT（アラニンアミノトランスフェラーゼ）	30IU/L 以下
γ-GTP	50IU/L 以下

※日本人間ドック学会の基準値
※施設ごとに基準値が異なる場合がある

肝臓に出入りする血管

　肝臓へは、固有肝動脈、門脈、下大静脈の3本の血管が出入りしています。

●固有肝動脈
　固有肝動脈（➡p.95参照）は、肝小葉にて小葉間動脈を通して肝細胞に酸素の豊富な血液を供給しています。

●門脈
　胃、大腸、小腸からの静脈は門脈へと集まり、肝小葉にて小葉間静脈を通して肝細胞に栄養の豊富な血液を供給しています。図に門脈に集まる静脈の流れを矢印で示します。

●下大静脈
　肝細胞に取り込まれた酸素や栄養素は代謝され、代謝物質の一部は肝臓で貯蔵されるものの、大部分は中心静脈に集められます。中心静脈に集まった血液は、下大静脈へと送られます。

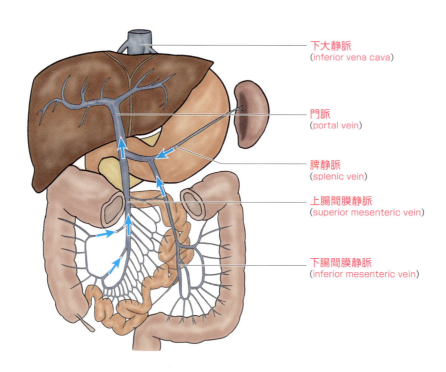

94

胆嚢・膵臓

　胆嚢は肝臓の右葉の下にある、洋梨型の臓器です。肝臓から送られてくる胆汁を貯蔵します。胆汁は総胆管を通じて十二指腸に送られます。

　膵臓は胃の裏側にあり、細長い形の臓器です。強力な消化酵素である膵液をつくり十二指腸に分泌しています。

　また、膵臓には血糖値をコントロールするホルモンの「インスリン」と「グルカゴン」を分泌するランゲルハンス島があります（➡p.114参照）。

● 胆汁

　胆汁にはコール酸やデオキシコール酸などの胆汁酸塩が含まれており、ほとんどは小腸で再吸収されて肝臓に戻ります。これを腸肝循環といいます。胆汁酸には脂肪の乳化、脂肪酸と脂溶性ビタミン（A、D、E、K）の吸収促進などの役割があります。

● 膵液

　膵液は弱アルカリ性であり、主に以下の酵素が含まれています。

アミラーゼ：多糖類を二糖類に分解
トリプシノーゲン：活性体であるトリプシンはタンパク質を分解
リパーゼ　：脂質を脂肪酸とグリセロールに分解

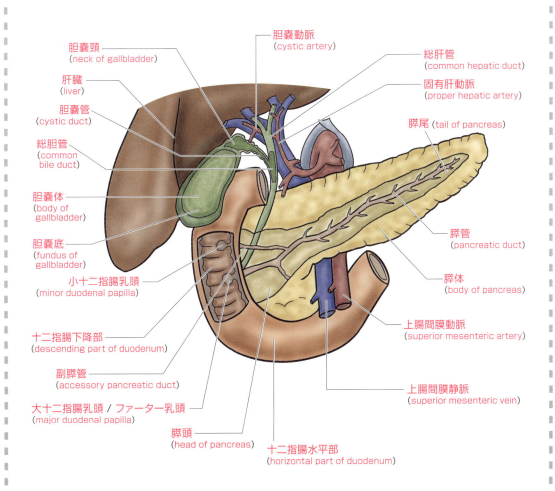

消化器系のまとめ

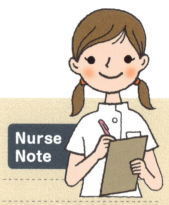

口
- 口腔には、食物を咀嚼する歯と味覚を感じる舌、そして、唾液を分泌する唾液腺（耳下腺、舌下腺、顎下腺）がある。

胃
- 噴門、胃底、胃体、幽門からなる。
- 噴門では食道への逆流を防ぎ、幽門では内容物を送り出す量を調節している。

小腸
- 十二指腸、空腸、回腸からなる。
- 小腸の輪状ひだには、無数の腸絨毛があり、栄養を効率的に吸収できる。

大腸
- 盲腸、結腸、直腸からなる。
- 結腸は上行結腸、横行結腸、下行結腸、S状結腸、直腸は直腸S状部、上部直腸、下部直腸からなる。

肝臓
- 代謝、解毒、生合成などが行われ、人体の化学工場とも呼ばれる。
- 肝鎌状間膜で右葉と左葉に分かれる。

胆嚢
- 肝臓の右葉の下にある、洋梨型の臓器。肝臓から送られてくる胆汁を貯蔵する。
- 胆汁は総胆管を通じて十二指腸に送られる。

膵臓
- 胃の裏側にあり、細長い形の臓器。
- 強力な消化酵素である膵液をつくり、十二指腸に分泌。

泌尿器系・生殖器系

ここでは泌尿器系や生殖器系の構造や働きについておさらいします。

泌尿器 (urinary organs)

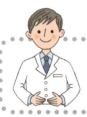

泌尿器系は、血液中の老廃物を尿として排泄する器官系です。泌尿器の主な臓器である腎臓、膀胱などの働きを確認しましょう。

➕ 肝臓を出入りする血管と尿路

　腎臓は背骨の裏側に二つある空豆に似た形の臓器です（右が左よりやや低い）。腎臓に送り込まれた血液は、<u>腎動脈</u>を経て腎臓でろ過されます。ろ過された血液は<u>腎静脈</u>、<u>下大静脈</u>を通って<u>心臓</u>に戻ります。尿は腎臓の内側にある尿管を通って膀胱に送られます。

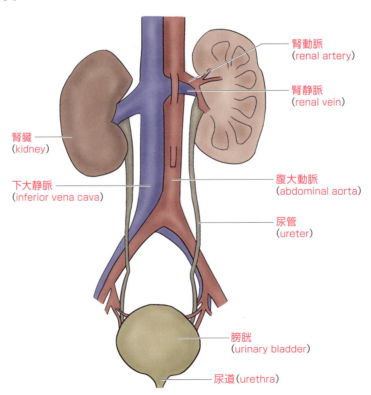

腎臓

　腎臓に入った腎動脈は分岐を繰り返し、やがて毛細血管が丸まったような構造（糸球体）へと繋がります。糸球体では、血管内に送り込まれてきた血液をろ過し、染み出た尿のもと（原尿）は糸球体を覆っているボーマン嚢という袋に貯められます。これを腎小体（マルピギー小体）といい、腎小体と尿細管で構成される腎臓の基本単位をネフロンといいます。

　原尿は近位尿細管で、水、ナトリウム、カリウム、カルシウム、ブドウ糖などが再吸収されます。尿細管が折れ曲がっている箇所「ヘンレの係蹄」から遠位尿細管にかけて、さらに水やナトリウムが吸収されます。残りが尿として集合管を通じて尿管に送られます。一方、再吸収されたものは、腎静脈、下大静脈を通って心臓に戻ります。

　下垂体ホルモンであるバソプレシンは尿細管での水分の再吸収をコントロールしています。

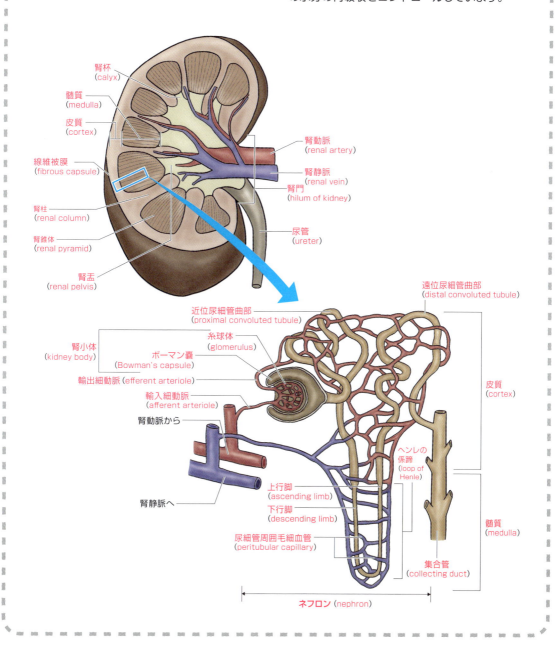

尿の生成

尿がつくられるしくみを簡単にまとめると下記のようになります。覚えておきましょう。

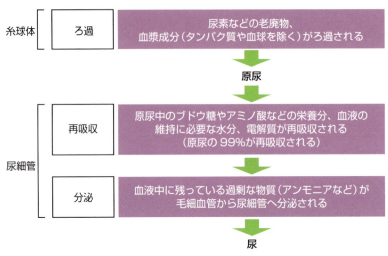

腎臓の役割

腎臓には尿を生成するほかにも重要な役割があります。

● **血流量や電解質の組成の調整、血圧を一定に保つ**

腎臓には<u>レニン-アンジオテンシン-アルドステロン系</u>（Renin-Angiotensin-Aldosterone System：RAAS）と呼ばれる血圧や体液量、血清電解質の調節に関わる機構があります。

尿をつくるためには、十分な血流と血圧が必要です。そのため、腎臓の<u>糸球体</u>には血圧を感知する圧受容器があり、血圧低下を感知すると、血圧を上昇させるために<u>RAAS</u>が活性化されるのです。図に従って詳しく見てみましょう。

循環血液量の減少により血圧低下を感知するとレニンと呼ばれる物質が放出されます。レニンと<u>アンジオテンシン変換酵素</u>の働きにより、肝臓から分泌されるアンジオテンシノーゲンを<u>アンジオテンシンⅡ</u>に変化させます。<u>アンジオテンシンⅡ</u>には、強力に血管を収縮させることで血圧を上昇させる作用があります。また、<u>アンジオテンシンⅡ</u>は副腎を刺激し、<u>アルドステロン</u>を分泌させます。アルドステロンは、腎臓の集合管でNa^+の再吸収を促進します（逆にK^+の排泄を促進させる）。Na^+の再吸収によって、血漿量も増え、結果として血圧が上昇します。

当然、血圧を下げるしくみも備わっています。循環血液量の増加により血圧上昇を<u>糸球体</u>の圧受容器が感知すると、<u>レニン</u>の分泌が抑制され、RAASの血圧上昇の機構は働きません。このほか、<u>心房性ナトリウム利尿ペプチド</u>は血流量に応じて心臓の心房壁から分泌されます。<u>心房性ナトリウム利尿ペプチド</u>は、アルドステロンの分泌を減らし、Na^+の再吸収を抑制することで利尿を促し、血圧を低下させるしくみを担います。

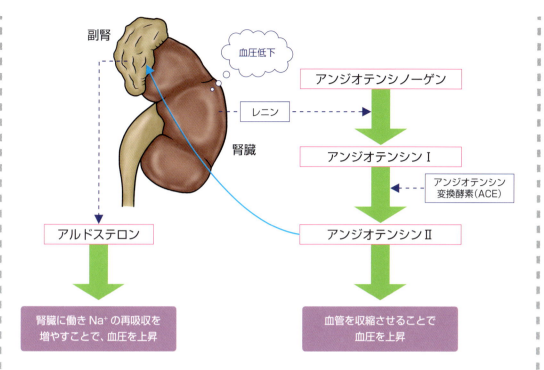

● 赤血球の産生の促進
　低酸素が刺激となり、腎皮質や髄質外層で<u>エリスロポエチン</u>というホルモンが分泌されます。<u>エリスロポエチン</u>は、骨髄に作用し、<u>赤血球</u>の産生を促進させます。

● 骨の形成・維持に関わる
　このほか腎臓では、<u>ビタミンD</u>を活性型<u>ビタミンD</u>に変え、骨の形成・維持に関わっています。

 レニン-アンジオテンシン-アルドステロン系に係わる医薬品

　アンジオテンシン変換酵素（ACE）阻害剤はACEを阻害することで、アンジオテンシンⅡの生成を抑えます。アンジオテンシンⅡ受容体拮抗薬（ARB）は、アンジオテンシンⅡが作用する受容体を直接的に阻害します。アルドステロン拮抗薬は、アルドステロンが作用する硬質コルチコイド受容体に拮抗的に作用します。これらはいずれも降圧薬として用いられます。

 副腎

　左右の腎臓の上部に付属する器官です。<u>皮質</u>と<u>髄質</u>の2層構造からなります。副腎皮質からは<u>副腎皮質ホルモン</u>と<u>アルドステロン</u>が分泌され、副腎髄質からは<u>アドレナリン</u>と<u>ノルアドレナリン</u>が分泌されています（➡p.113参照）。

　アジソン病（Addison disease）は副腎皮質機能低下症とも呼ばれ、副腎皮質ホルモン分泌が低下し、食欲不振、倦怠感、胃腸障害、低血圧などを生じます。

膀胱・尿道の構造

●膀胱

膀胱は下腹部の中央・骨盤内に位置し、周辺には男性では膀胱の下に前立腺、精嚢や直腸があります（➡p.104参照）。女性では膀胱の上に子宮、後方には膣と直腸があります（➡p.105参照）。

膀胱は腎臓でつくられた尿を一時的に貯めておくための筋肉の袋であり、尿を最大で1Lほど貯めることができます。200mLほどで尿意を感じます。膀胱壁は三層の平滑筋（排尿筋とも呼ばれる）でできており、これらが収縮すると尿は内尿道口・膀胱頸部から尿道へと送られます。膀胱頸部は内尿道括約筋と呼ばれる平滑筋が輪状に取り巻いています。

●尿道

尿道は尿を体外へ排泄するための管です。男性の尿道は16〜18cmと長く、精路を兼ねています（➡p.104参照）。女性の尿道は3〜4cmと男性に比べて短いです（➡p.105参照）。男女共に、尿道は横紋筋である外尿道括約筋で覆われています。

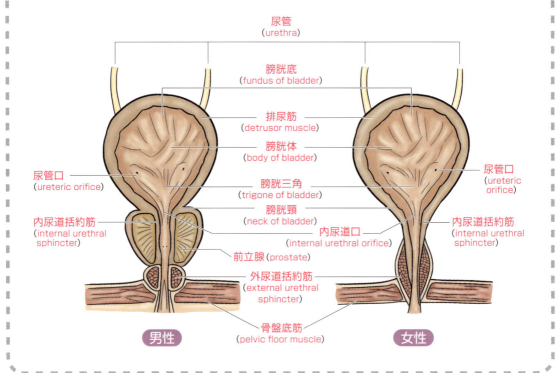

主な泌尿器系の疾患・症状

主な泌尿器系の疾患・症状の用語をまとめました。確認しておきましょう。

糸球体腎炎 (glomerulonephritis)	糸球体の炎症。代表的なものに急性糸球体腎炎、慢性糸球体腎炎、ネフローゼ症候群、急速進行性糸球体腎炎などがある。
ネフローゼ症候群 (nephrotic syndrome)	糸球体腎炎のうち蛋白尿が高度（3.5g/日以上）のもの。
尿路結石 (urinary calculi)	尿路にできた結石。腎臓から尿道までを尿路といい、結石ができる場所により腎臓（腎）結石、尿管結石、膀胱結石、尿道結石などがある。
腎不全 (renal failure)	腎機能が低下した状態。
水腎症 (hydronephrosis)	尿がせきとめられることで、尿路に尿が溜まり拡張した状態。
尿路感染症 (urinary tract infection)	尿路の感染症。感染による炎症が膀胱までにとどまるものを膀胱炎、腎盂まで達したものを腎盂腎炎という。
腎盂腎炎 (pyelonephritis)	腎盂が細菌感染し、腎臓まで炎症が及んだ状態。
尿崩症 (diabetes insipidus)	多尿、口渇、多飲の臨床症状と共に、尿検査にて多尿（3000mL/日以上）、低張尿（低比重尿1.005以下、低浸透圧尿300mOsm/L以下）を認める内分泌疾患。

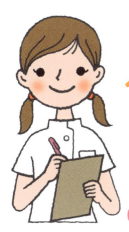

GFR（糸球体ろ過量）は、腎の糸球体の老廃物を尿へ排出する能力を示しています。GFRが60mL/分/1.73m²未満の場合は慢性腎臓病（chronic kidney disease：CKD）と診断されます。

新人ナース

103

生殖器（genitalia）

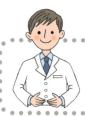

新しい生命をつくるための器官が生殖器です。生殖器には、体内にある内生殖器と体表に出ている外生殖器があります。

男性生殖器

●内生殖器

男性の内生殖器は、精巣（精子をつくり、男性ホルモンを分泌する）と精子の通り道である精巣上体、精管、射精管、尿道、付属器として精嚢、前立腺、尿道球腺（カウパー腺）があります。

●外生殖器

男性の外生殖器には、陰茎と陰嚢があります。陰茎内部には陰茎海綿体があり、血液が充満すると勃起が起こります。陰嚢は精巣上体、精巣を入れておく袋です。

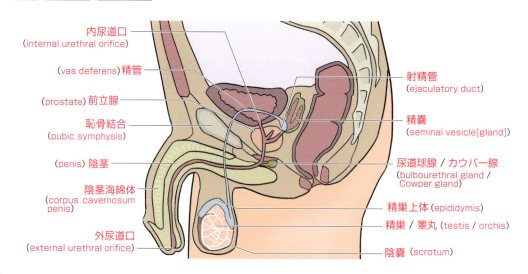

 前立腺が肥大するのはなぜか

男性の尿道は前立腺で囲まれています。前立腺肥大症（prostatic hyperplasia）とは、加齢と共に前立腺が肥大し、尿道を圧迫することで排尿障害（頻尿、残尿感、尿勢の低下など）を来す疾患です。前立腺が肥大する明確な理由はわかっていませんが、ホルモンバランスが崩れる（加齢により男性ホルモン分泌が減る）ことが要因と考えられています。

104

女性生殖器

● 内生殖器

女性の内生殖器には、卵巣、卵管、子宮、膣があります。

● 外生殖器

女性の外生殖器には、恥丘、大陰唇、小陰唇、陰核、膣前庭があります。

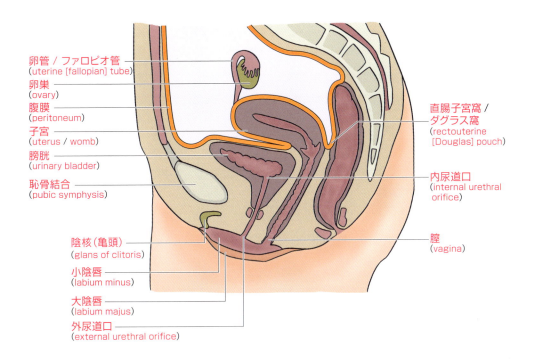

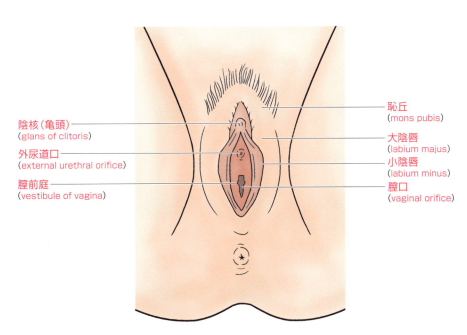

子宮と卵巣

　子宮は直腸と膀胱の間に位置する洋梨型の器官です。上部の2/3を<u>子宮体部</u>、下部の1/3を<u>子宮頸部</u>といいます。卵巣は<u>アーモンド形</u>をしており、子宮の両側に固定されています。

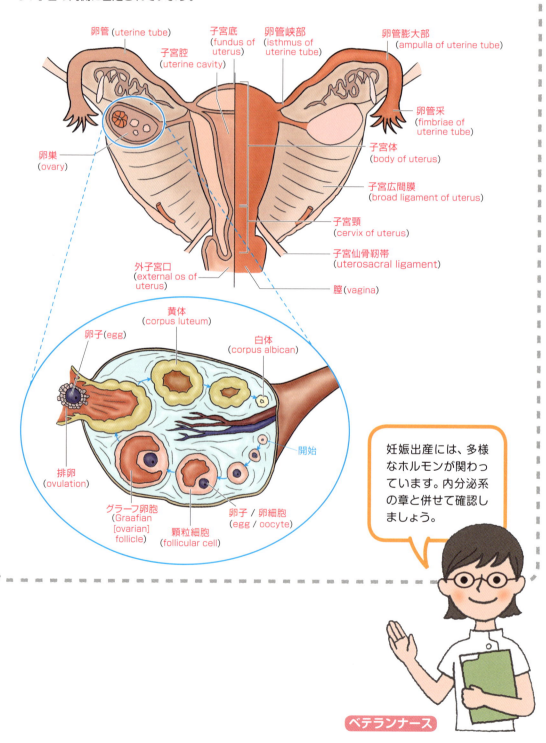

妊娠出産には、多様なホルモンが関わっています。内分泌系の章と併せて確認しましょう。

ベテランナース

排卵、受精〜着床

●排卵
卵巣から成熟した卵子が一つだけ排卵され、卵管に進みます。

●受精〜着床
膣内に入った精子もまた卵管に向かって進み、卵管内で卵子と受精します。受精卵は卵管から子宮に向かって移動しながら細胞分裂を繰り返します。受精卵は3〜4日後には細胞数16〜32個の桑実胚となり、子宮腔内でさらに胚盤胞となります。受精から1週間後に、子宮内膜の上皮細胞に接着し、着床（子宮内膜に埋没した状態となる）します。

受精卵 2分割胚 4分割胚 8分割胚 桑実胚 胚盤胞

胎児と胎盤

●胎盤の形成
胚盤胞が着床すると、やがて子宮内膜に胎盤がつくられます。胎児は羊膜につつまれ臍帯で胎盤を通じて母体と繋がり、母体と胎児の間で栄養素と老廃物の交換、酸素の供給を行います。

●分娩
分娩は受精から約38週間後です。分娩時には下垂体後葉のホルモンであるオキシトシンの分泌、胎盤からはエストロゲンの分泌が増加します。オキシトシンは子宮筋の収縮を促し、エストロゲンは子宮筋のオキシトシンの感受性を高めます（➡p.115参照）。

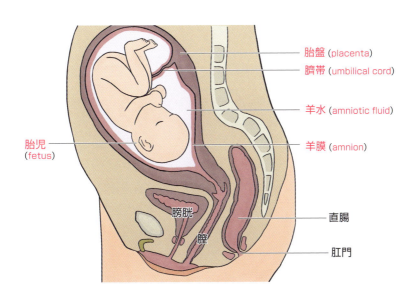

泌尿器系・生殖器系のまとめ

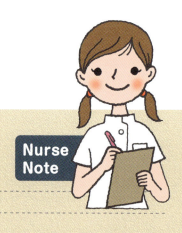

腎臓
- 背骨の裏側に二つある空豆形の臓器。
- 腎臓に入った腎動脈は糸球体へと繋がる。
- 糸球体では血液をろ過し、染み出た尿のもと（原尿）をボーマン嚢に貯蔵する。
- 原尿は尿細管で再吸収された後、残った尿が膀胱に貯められる。

男性生殖器
- 内生殖器：精巣、精巣上体、精管、射精管、尿道、精嚢、前立腺、尿道球腺（カウパー腺）
- 外生殖器：陰茎、陰嚢

女性生殖器
- 内生殖器：卵巣、卵管、子宮、膣
- 外生殖器：恥丘、大陰唇、小陰唇、陰核、膣前庭

内分泌系

体を調整するホルモンを分泌する器官系が内分泌系です。
ここでは内分泌器官の構造と、分泌されるホルモンの働きを確認しましょう。

ホルモン (hormone)

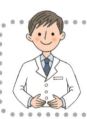

ホルモンは血中に放出される生理活性物質で、神経系と共に体内の恒常性をコントロールしています。ホルモンの種類とその作用、分泌部位などを確認しましょう。

内分泌器官

ホルモンを分泌する主な内分泌器官には以下があります。

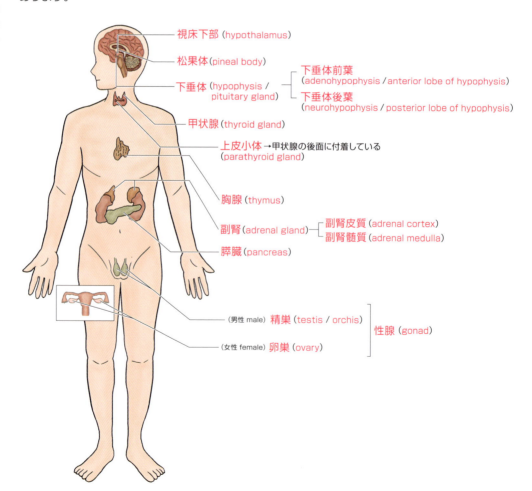

視床下部-下垂体のホルモン

脳視床下部の下には下垂体があり、前葉と後葉に分かれています。視床下部からは黄体形成ホルモン放出ホルモン(LHRH)が、下垂体前葉からは甲状腺刺激ホルモン(TSH)、副腎皮質刺激ホルモン(ACTH)、成長ホルモン(GH)、卵胞刺激ホルモン(FSH)、黄体形成ホルモン(LH)が、下垂体後葉からは抗利尿ホルモン(ADH)、オキシトシンが分泌されます。

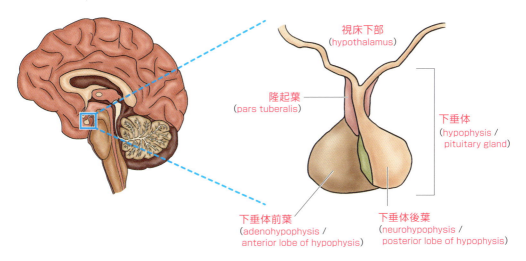

▼主な視床下部のホルモン

黄体形成ホルモン放出ホルモン (LHRH : luteinizing hormone releasing hormone)	下垂体前葉を刺激して、卵胞刺激ホルモン(FSH : follicle stimulating hormone)や黄体形成ホルモン(LH : luteinizing hormone)を放出させる。

▼主な下垂体前葉のホルモン

甲状腺刺激ホルモン (TSH : thyroid stimulating hormone)	甲状腺を刺激して甲状腺ホルモン(T_3、T_4)の分泌を促進する(➡p.112参照)。
副腎皮質刺激ホルモン (ACTH : adrenocorticotropic hormone)	副腎皮質を刺激してステロイドの合成と分泌を促進する(➡p.113参照)。
成長ホルモン (GH : growth hormone)	骨と軟組織の成長を促進する。空腹時にグルコースの合成を促進する。
卵胞刺激ホルモン (FSH : follicle stimulating hormone)	性腺刺激ホルモン(gonadotropin)の一つ。女性では卵胞発育と排卵誘発を促進する。男性では精子形成を刺激する。
黄体形成ホルモン (LH : luteinizing hormone)	性腺刺激ホルモンの一つ。女性では排卵と黄体形成の誘発、プロゲステロンの分泌を促進する。男性ではテストステロンの分泌を促進する。

▼主な下垂体後葉のホルモン

抗利尿ホルモン / バソプレシン (ADH : antidiuretic hormone / vasopressin)	腎臓に作用し水分の再吸収を促進させる(➡p.99参照)。不足すると尿崩症(diabetes insipidus)となる。
オキシトシン(oxytocin)	出産時に子宮を収縮させる。乳汁を分泌させる。

甲状腺ホルモン、上皮小体ホルモン

　甲状腺は頸部前面の喉頭下部、気管上部を取り巻いている内分泌器官です。甲状腺の裏側には、4個の上皮小体と呼ばれる副甲状腺があります。甲状腺からはトリヨードチロニン（T_3）、チロキシン（T_4）、カルシトニンが、上皮小体からは上皮小体ホルモン（PTH）が分泌されます。

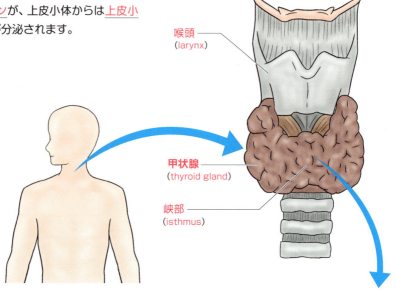

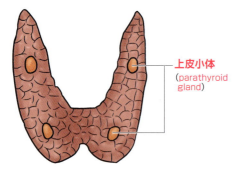

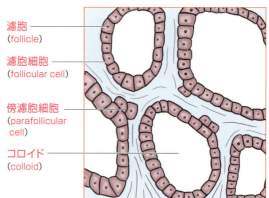

▼主な甲状腺のホルモン

トリヨードチロニン（T_3 : triiodothyronine）	基礎代謝率の亢進、成長の促進、精神機能への刺激、心機能の亢進、血流量増加。
テトラヨードチロニン／チロキシン （T_4 : tetraiodothyronine / thyroxine）	
カルシトニン（calcitonin）	骨吸収の抑制、血中カルシウム濃度低下。

▼主な上皮小体のホルモン

上皮小体ホルモン （PTH : parathyroid hormone）	血中のカルシウム濃度を上昇させる。

副腎髄質、副腎皮質のホルモン

　左右の腎臓の上部には約2～3cmの副腎と呼ばれる臓器があります。副腎には外側の副腎皮質と内側の副腎髄質があり、副腎髄質からはアドレナリン（エピネフリン）、ノルアドレナリン（ノルエピネフリン）が、副腎皮質からは糖質コルチコイド（コルチゾール）、鉱質コルチコイド（アルドステロン、エストロゲン、アンドロゲン）が分泌されます。副腎皮質から分泌されるこれらのホルモンはステロイドとも総称されます。

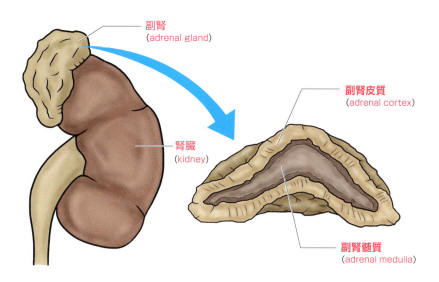

▼副腎髄質のホルモン

アドレナリン / エピネフリン (adrenaline / epinephrine)	いずれも交感神経に似た作用を持ち、交感神経様ホルモン(sympathomimetic hormone)と呼ばれる。また、化学構造にカテコール核を含むためカテコラミン(catecholamine)とも呼ばれる。血圧の上昇、心拍数の増加、肝臓でグリコーゲンをグルコースに変換、代謝活性亢進・エネルギー産生などにより、体がストレス状態に対応できるようにしている。
ノルアドレナリン / ノルエピネフリン (noradrenaline / norepinephrine)	

▼副腎皮質のホルモン（ステロイド）

糖質コルチコイド (glucocorticoid)	コルチゾール(cortisol)	糖質、脂質、タンパク質の代謝を調節する。ストレスに反応する。
鉱質コルチコイド (mineralocorticoid)	アルドステロン (aldosterone)	腎臓でナトリウムと水の再吸収を促進する。
	エストロゲン(estrogen)	女性の性ホルモン。主な産生源は卵巣および末梢の脂肪組織である。末梢の脂肪組織では、副腎由来のアンドロゲンにアロマターゼという酵素が作用することで産生される。
	アンドロゲン(androgen)	男性の性ホルモン。

膵臓のホルモン

膵臓にはランゲルハンス島と呼ばれる細胞群があり、多様なホルモンが分泌されています。

α細胞（A細胞）からはグルカゴンが、β細胞（B細胞）からはインスリンが、δ細胞（D細胞）からはソマトスタチンが分泌されます。

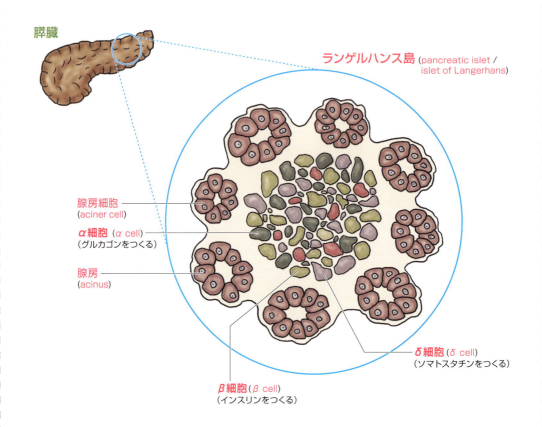

▼膵臓のホルモン

インスリン (insulin)	ランゲルハンス島のβ細胞から分泌される。血糖値を下げる。糖質、タンパク質、脂質の代謝を調節する。
グルカゴン (glucagon)	ランゲルハンス島のα細胞から分泌される。血糖値を上げる。
ソマトスタチン (somatostatin)	ランゲルハンス島のδ細胞から分泌される。ガストリン、セクレチン、インスリン、グルカゴンの分泌を抑制する。視床下部からも分泌される。

その他のホルモン

前述した以外にも、様々な組織、器官からホルモンは分泌されています。

卵巣からはエストロゲン、プロゲステロンが、子宮からはオキシトシンが、精巣からはテストステロンが、胸腺からはサイモシンが、松果体からはメラトニンが分泌されています。

7 内分泌系

卵巣の ホルモン		エストロゲン (estrogen)	卵子の発達を促進。 女性の第二次性徴に関与。
		プロゲステロン (progesterone)	
子宮の ホルモン		オキシトシン (oxytocin)	子宮を収縮させるホルモン。 乳汁の分泌を促す作用もある。
精巣の ホルモン		テストステロン (testosterone)	男性ホルモンの一つ。 精子の成熟を促進させる。 男性の第二次性徴に関与。
胸腺の ホルモン		サイモシン (thymosin)	免疫系に関与する。 Tリンパ球を成熟させる。
松果体の ホルモン		メラトニン (melatonin)	ヒトにおける作用は明らかになっていないが、睡眠・覚醒のバイオリズムを整えるといわれている。

ホルモン分泌のしくみ

　ホルモン分泌の調整の多くは、上位の内分泌腺が下位の内分泌腺にホルモンで命令するしくみになっています。最上位が間脳の視床下部です。ホルモンの血中濃度が高いときには、上位の内分泌腺のホルモン分泌が抑制される負のフィードバック機構が働きます。

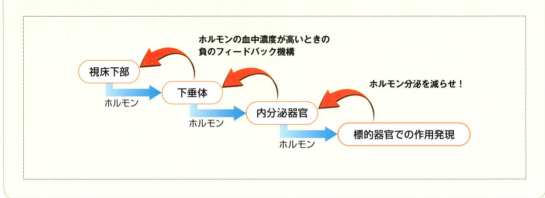

主要なホルモンのまとめ

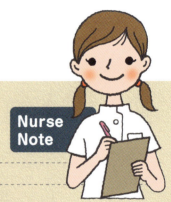

部位と産生されるホルモンを確認しましょう。

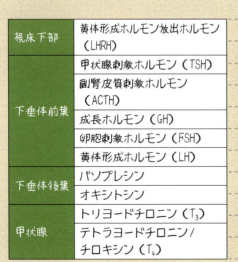

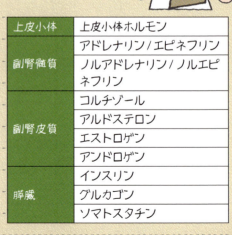

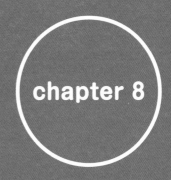

神経系

神経系は体内の情報伝達を担っている器官系です。
大きく中枢神経系と末梢神経系からなります。

神経系 (nervous system)

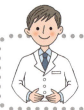

体内の情報伝達を担う神経系は、中枢神経系と末梢神経系に大別されます。神経系の分類と役割について確認しましょう。

神経系の分類

神経系は構造的に中枢神経系と末梢神経系に分けられます。

●中枢神経系

中枢神経系には脳（➡p.120参照）と脊髄（➡p.126参照）があります。末梢からの信号を処理し、末梢へは指令を伝える働きをしています。

●末梢神経系

末梢神経系には脳神経（➡p.125参照）と脊髄神経（➡p.127参照）が含まれます。さらに末梢神経系は機能によって体性神経系（筋肉を随意的にコントロールする運動神経と感覚器官を支配する感覚[知覚]神経からなる）と自律神経系（体内の恒常性を維持する交感神経と副交感神経からなる）に分けられます。

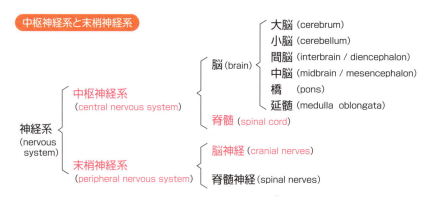

中枢神経系と末梢神経系

末梢神経系の機能による分類

神経組織

中枢神経系と末梢神経系は神経組織で構成されており、神経細胞（neuron）と神経膠細胞（neuroglial cell）からなります。神経細胞は核と樹状突起、軸索からなります。樹状突起で、他の神経細胞からのインパルスを受け取り、軸索を介して他の神経細胞にインパルスを伝えます。

神経膠細胞は、神経細胞の支持や保護、栄養や代謝に働いたりと、種々の役割を担います。上衣細胞（ependymal cell）、星状膠細胞（astrocyte）、シュワン細胞（Schwann cell）などがあります。

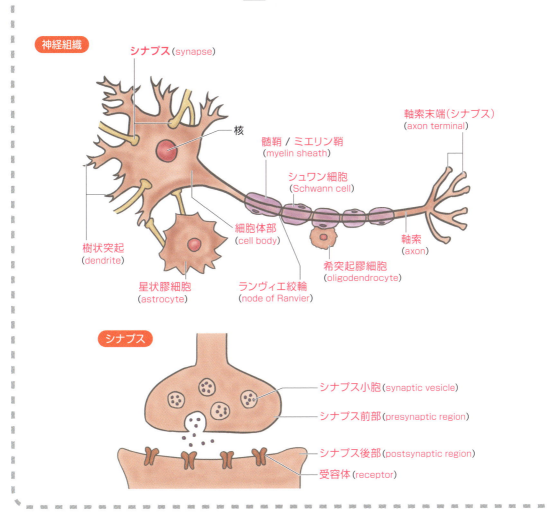

脳 (brain)

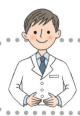

脳では、様々な部位が機能を分担しています。ここでは脳の構造や働きを説明します。

脳の構造

脳は大きく、大脳、間脳、脳幹、小脳に分けられます。大脳については、次ページ以降で説明します。

● 間脳

間脳には視床と視床下部が含まれます。視床では全身感覚、視覚、聴覚（嗅覚以外）などの刺激情報を認識し、大脳皮質や大脳基底核に伝えます。視床下部は自律神経系の中枢部位であり本能や情動行動を司っています。このほか、下垂体とともに内分泌系の中枢にもなっています（➡p.111参照）。

● 脳幹

脳幹は中脳、橋、延髄からなり、呼吸や心臓のコントロールなどの生命維持に関わる重要な役割を果たしています（➡p.121参照）。

● 小脳

小脳では眼や耳、骨格筋などから伝わる感覚情報を統合し、なめらかで協調のとれた運動ができるよう調整しています。

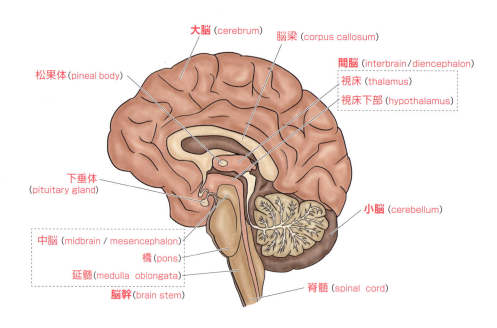

脳幹

● 延髄

脳と脊髄は延髄で繋がっています。延髄には、心臓中枢（脈拍を調節する）や呼吸中枢（呼吸を調節する）、嘔吐中枢（吐気や嘔吐を調節する）、咳嗽中枢（咳を調節する）があります。

● 中脳

姿勢を正しく保つ働きをします。中脳には黒質という部位があり、ここが障害されるとパーキンソン病を来します。

● 橋

脳神経に関わる外転神経核、顔面神経核などがあります。

右脳と左脳

脳で最も大きい部分が大脳です。大脳は大脳縦列と呼ばれる溝で、右脳と左脳に分けられます。

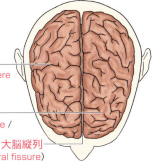

右大脳半球 / 右脳
(right cerebral hemisphere / right brain)

左大脳半球 / 左脳
(left cerebral hemisphere / left brain)

大脳縦列
(longitudinal cerebral fissure)

大脳の断面

大脳を縦に切った図がこちらです。最も外側が大脳皮質です。ニューロンの細胞体が集まっており、灰白質と呼ばれます。大脳皮質の働きにより、学習、言語、記憶などの高次機能が可能となっています。大脳皮質の下には大脳髄質があります。大脳髄質は白質とも呼ばれ大脳の大部分を占めています。大脳髄質では、神経線維が集合しており、脳や脊髄などの各部間の連絡路として機能しています。

大脳髄質の奥には、尾状核とレンズ核からなる大脳基底核があります。大脳基底核では骨格筋緊張の調整をしています。

縦に切った図

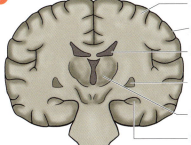

大脳髄質 (cerebral medulla)
大脳皮質 (cerebral cortex)
尾状核 (caudate nucleus)
レンズ核 (lenticular nucleus)
大脳基底核 (basal nucleus)
視床 (thalamus)
海馬体 (hippocampus)

大脳皮質の機能局在

　高次機能を担う大脳皮質については、少し詳しく見てみましょう。

　大脳は中心溝と外側溝（シルビウス裂）によって四つの大脳葉（前頭葉、後頭葉、側頭葉、頭頂葉）に分けられます。前頭葉には体性運動野、運動性言語（ブローカ）野、頭頂葉には体性感覚野、後頭葉には視覚野、側頭葉には聴覚野、感覚性言語（ウェルニッケ）野などがあり、分担して機能を担っています。

　連合野は情報を分析したり、解釈したりする能力を持った領域です。一つ例を挙げると、聴覚野の周辺には聴覚連合野があります。聴覚野で受けた「ただの音」は、聴覚連合野で「音楽」と解釈されるのです。

　このように、高次の機能を担う連合野が病気や事故などで損傷すると、言語能力、記憶能力、思考能力、空間認知能力などに障害を来します。これを高次脳機能障害といいます。具体的には、記憶障害、注意障害、遂行機能障害、失語、失行などです。

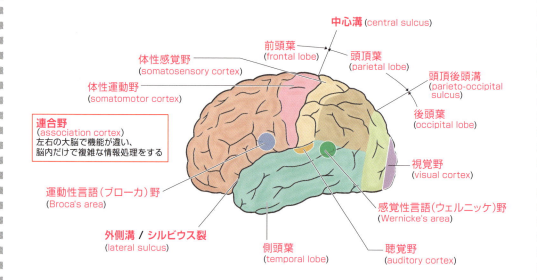

体性感覚野：皮膚や筋などからの体性感覚情報（温冷、痛み、触覚など）を受ける。
体性運動野：手足、顔面、舌などの運動の開始に関与する。
運動性言語（ブローカ）野
　　　　：運動性言語（言葉を発するのに必要な舌や口の動き）に関与する。
聴覚野　：耳からの感覚情報を受ける。
視覚野　：眼からの感覚情報を受ける。
感覚性言語（ウェルニッケ）野
　　　　：言語理解に関与する。

大脳辺縁系

　大脳辺縁系（limbic system）は大脳の奥深くにあり、帯状回、扁桃体、海馬、海馬傍回などからなります。情動や本能、記憶の中枢として機能しています。

　認知症（dementia）では海馬が委縮することが知られています。

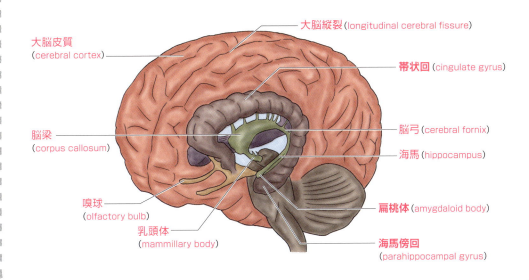

髄膜

　頭蓋内で脳は、硬膜、クモ膜、軟膜からなる髄膜で保護されています。クモ膜と軟膜の間（クモ膜下腔）は脳脊髄液で満たされており、クッションの役割を担っています。脳脊髄液はクモ膜顆粒を通じて、静脈系に取り込まれます。

　ここで関連する疾患としてクモ膜下出血（subarachnoid hemorrhage）と硬膜外血腫（epidural hematoma）があります。硬膜外血腫は頭蓋骨と硬膜の間の出血であり、脳の損傷を来さなければ比較的予後良好です。一方、クモ膜下腔への出血であるクモ膜下出血では、血液が髄液に混入し、致死的な転帰をたどることがあります。

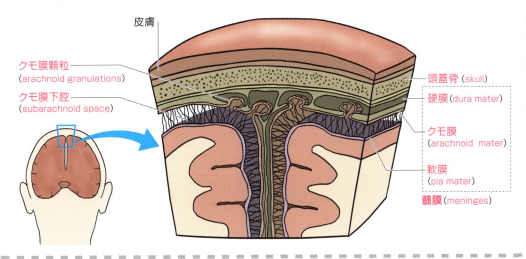

脳循環

　脳内にはウィリス動脈輪（大脳動脈輪）という血液循環が存在します。図は脳底部の動脈を示したものです。左右の内頸動脈は前枝と後枝に分かれ、前枝の前大脳動脈は前交通動脈で繋がり、後枝の後交通動脈は後大脳動脈と繋がるため、動脈の輪が形成されます。ウィルス動脈輪があることで、内頸動脈や椎骨動脈のどこかで梗塞があっても、血流を補うことができます。

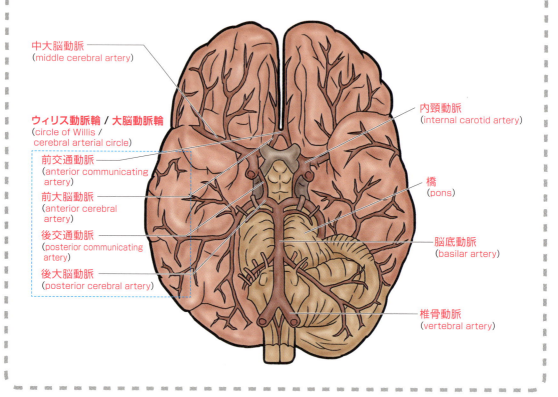

column

血液脳関門

　脳の毛細血管は、末梢の毛細血管と比較して物質透過に関する選択性が高いという特徴があります。これを血液脳関門（blood brain barrier）といいます。血液脳関門があることで、血液中から脳へと移行できる物質はブドウ糖などの一部の物質に限られています。脳の間質液に有害な物質が混入することを防ぐ保護機構となっています。

脳神経

脳神経は以下に示す12対からなります。主に頭や顔面、頸部に分布しますが、迷走神経（第Ⅹ脳神経）は胸腔や腹腔にまで分布しています。

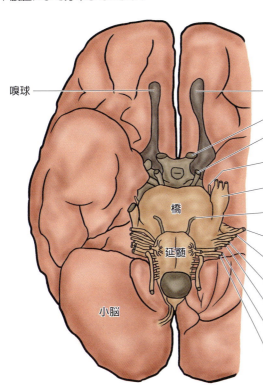

	神経	体性神経系の種類	機能
第Ⅰ脳神経	嗅神経	感覚	嗅覚
第Ⅱ脳神経	視神経	感覚	視覚
第Ⅲ脳神経	動眼神経	混合（ほとんどが運動）	眼球運動、眼瞼挙上、瞳孔縮小
第Ⅳ脳神経	滑車神経	混合（ほとんどが運動）	眼球運動
第Ⅴ脳神経	三叉神経	混合	咀嚼運動（顔面）、頭部、歯の感覚
第Ⅵ脳神経	外転神経	混合（ほとんどが運動）	眼球運動
第Ⅶ脳神経	顔面神経	混合	表情運動、唾液と涙の分泌、味覚
第Ⅷ脳神経	内耳神経	感覚	聴覚と平衡感覚
第Ⅸ脳神経	舌咽神経	混合	嚥下、唾液の分泌、味覚、血圧調節反射の感覚
第Ⅹ脳神経	迷走神経	混合	内臓運動と内臓感覚、特に消化器系の内臓運動と分泌。血圧調節反射の感覚
第Ⅺ脳神経	副神経	混合（ほとんどが運動）	頭部と肩の運動
第Ⅻ脳神経	舌下神経	混合（ほとんどが運動）	会話と嚥下

脊髄 (spinal cord)

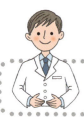

脊髄は脊椎の中にあり、脳と末梢の間で刺激を伝達しています。

➕ 脊髄の構造

脊髄の断面を見ると外側の<u>白質</u>と内側の<u>灰白質</u>が確認できます（脳とは逆）。灰白質は<u>神経細胞体</u>と<u>介在ニューロン</u>で構成され、中心には中心管と呼ばれる孔が存在します。中心管は<u>脳室系</u>や<u>クモ膜下腔</u>と連絡しています。白質は<u>有髄神経線維</u>で構成され、集合し、神経路を形成しています。

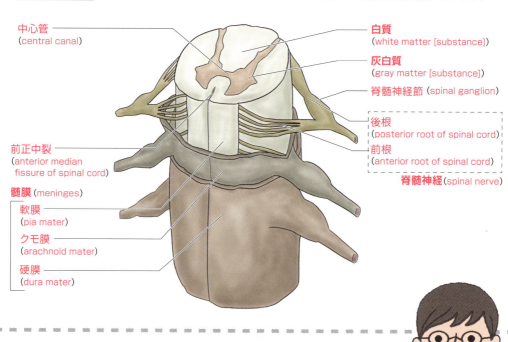

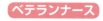

脊髄神経の前根は運動性、後根は感覚性です。これを発見者の名にちなんでベル＝マジャンティの法則といいます。

脊髄と主な神経

主要な神経叢には頸神経叢、腕神経叢、仙骨神経叢があります。また、脊髄神経は31対（頸神経8対、胸神経12対、腰神経5対、仙骨神経5対、尾骨神経1対）からなります。

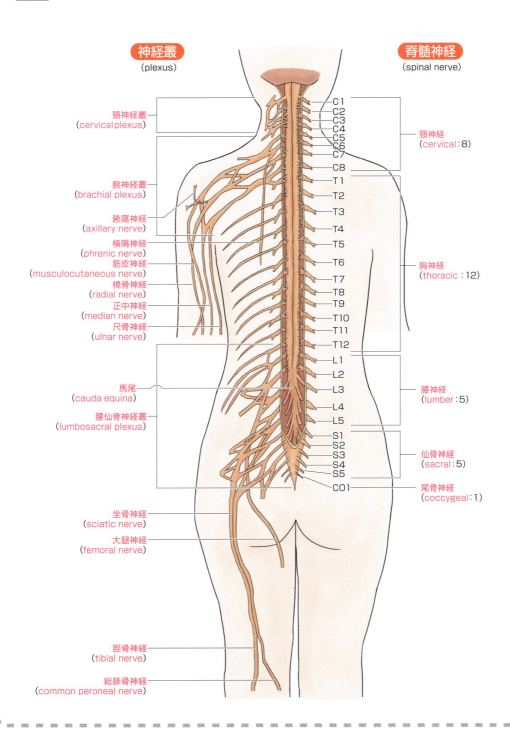

神経系のまとめ

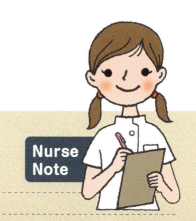

神経系の分類
- 神経系は中枢神経と末梢神経に分類できる。
- 中枢神経は脳と脊髄で構成される。
- 末梢神経は脳神経と脊髄神経に分類できる。さらに、末梢神経は機能により体性神経系(運動神経・感覚神経)と自律神経系(交感神経・副交感神経)に分けることができる。

脳
- 脳は大脳、間脳、脳幹などに分けられる。
- 大脳：最も外層にあるのが大脳皮質。大脳皮質はヒトの高次脳機能に関わる。言語野、聴覚野、視覚野などがあり機能を分担している。
- 間脳：視床、視床下部からなる。本能・情動を司るほか自律神経系・内分泌系の中枢。
- 脳幹：中脳、橋、延髄からなる。心臓のコントロールなど生命維持に関わる。

脊髄
- 脊髄は脊椎の中にあり、延髄で脳と繋がっている。
- 脳と末梢の間で刺激の伝達をしている。

索引

● あ行

亜鉛	78
アキレス腱	43
アクチン	41
アクチンフィラメント	41
足	36
アシドーシス	69
アスパラギン酸アミノトランスフェラーゼ	93
アトピー性皮膚炎	27
アドレナリン	101,113
鐙骨	15
アポクリン汗腺	24,26
アミノ酸	86,87,92
アミノペプチダーゼ	86
アミラーゼ	79,87,95
アラニンアミノトランスフェラーゼ	93
アルカローシス	69
アルドステロン	100,101,113
アルブミン	59,92
アレルギー性結膜炎	11
アロマターゼ	113
鞍関節	39
アンジオテンシノーゲン	101
アンジオテンシンⅠ	101
アンジオテンシンⅡ	100,101
アンジオテンシン変換酵素	100
アンドロゲン	113
胃	74,82,91
胃液	83,87
胃炎	84
胃潰瘍	84
胃拡張	84
胃下垂	84
胃癌	84
胃出血	84
胃小窩	82
胃切除	84
胃腺	82,83
胃体	82
一次気管支	66,68
一次小節	62
一次リンパ組織	61,63
胃底	82
胃底腺	82
胃粘液	83
陰核	105
陰茎	104
陰茎海綿体	104
インスリン	95,114
咽頭	18,20,66,67,74,75
陰嚢	104
ウィリス動脈輪	124
ウイルス性結膜炎	11
ウェルニッケ野	122
右冠状動脈	50
烏口突起	36
右枝	92
齲歯	76
右心室	48,49
右心房	48
右大脳半球	121
右脳	121
右肺	66
右葉	91
運動神経	118
運動性言語(ブローカ)野	122
栄養素	47
腋窩静脈	56
腋窩神経	127
腋窩動脈	55
腋窩リンパ節	62
エクリン汗腺	24,26
エストロゲン	107,113,115
エナメル質	76
エピネフリン	113
エラスチン	25
エリスロポエチン	101
エレプシン	86
遠位尿細管曲部	99
塩酸	83

遠視	13
炎症性腸疾患	90
延髄	118,120,121
エンテロキナーゼ	86
横隔神経	127
横隔膜	47,66,74,80
横行結腸	88
黄体	106
黄体形成ホルモン	111
黄体形成ホルモン放出ホルモン	111
嘔吐中枢	121
横突起	34
黄斑	12
黄斑変性	13
横紋筋	40
オキシトシン	107,111,115
親知らず	77

● か行

外因系	59
外頸静脈	56
外肛門括約筋	89,90
介在ニューロン	126
外耳	15
外耳炎	17
外痔核	90
外子宮口	106
外耳孔	32
外耳道	15,17
疥癬	27
回旋枝	50
咳嗽中枢	121
外側広筋	42
外側中葉区	69
外側肺底区	69
外側半規管	16
外側溝	122
回腸	85
外腸骨静脈	56
外腸骨動脈	55
外直筋	11
外転神経	125
外尿道括約筋	102
外尿道口	104,105
海馬	123
灰白質	121,126

海馬体	121
海馬傍回	123
外鼻孔	18
外腹斜筋	42
開放隅角緑内障	14
開放循環系	46
外膜	53
蓋膜	16
海綿骨	29
海綿質	29
回盲口	88
潰瘍性大腸炎	90
下咽頭	67
カウパー腺	104
下骸骨	75
下顎骨	30,32
下関節突起	34
下気道	66
蝸牛	15,16
蝸牛神経	15,16
蝸牛窓	15
架橋	41
下狭窄	80
拡散	70
角質層	24,25
角膜	10,12
角膜炎	13
角膜上皮剝離	13
下行脚	99
下行結腸	88
下肢骨	36
下斜筋	11
下垂体	110,111,120
下垂体後葉	110,111
下垂体前葉	110,111
ガス交換	49,70
ガストリン	83
下腿	36
下大静脈	48,50,56,92,94
下大動脈	98
下腸間膜静脈	94
下腸間膜動脈	55
下直筋	11
滑液	38
顎下腺	79
滑車神経	125

滑膜	38	乾癬	27
カテコラミン	113	肝臓	74,91,95
可動性関節	39	環椎	34
下鼻道	19	眼底検査	14
過敏性腸症候群	90	間脳	118,120
下部直腸	88	眼房	12
花粉症	21	眼房水	12
壁細胞	83	顔面骨	30
下葉	68,69	顔面神経	125
ガラクトース	86	顔面神経核	121
硝子体	12	眼輪筋	12,42
顆粒球	57,58	期外収縮	52
顆粒細胞	106	気管	66,67,68,75
仮肋	35	気管支	68
カルシトニン	112	気管支炎	71
カルボキシペプチダーゼ	86	気管支拡張症	71
肝右葉	92	気管支喘息	71
肝円索	91	気管支閉鎖症	71
感音性難聴	17	気管軟骨	68
感覚神経	118	奇静脈	56
感覚性言語 (ウェルニッケ) 野	122	基底細胞	19
肝鎌状間膜	91	基底層	24,25
肝管	91	基底膜	16
肝機能検査値	93	亀頭	105
眼球	12	気道	66
眼筋	11,12	希突起膠細胞	119
肝区域	92	砧骨	15
眼瞼	10,11,12	嗅覚異常	21
寛骨	30,36	球関節	39
肝細胞	93	嗅球	18,123
肝左葉	92	球形嚢	16
冠循環	50	嗅細胞	19
杆状細胞体	12	臼歯	77
冠状静脈	50	嗅上皮	19
冠状静脈洞	50	嗅神経	19,125
冠状動脈	50,55	求心性神経	118
冠状縫合	32	嗅粘膜	18
肝静脈	56	橋	118,120,121,124
肝小葉	93	胸部	35
眼振	13	頬筋	42
関節	38	胸骨	30,35
関節窩	36	頬骨	32
関節腔	38	頬骨筋	42
関節軟骨	38	胸骨体	35
関節包	38	頬骨突起	32
汗腺	24,25,26	胸骨柄	35

131

胸鎖関節	35
胸鎖乳突筋	42
胸神経	127
狭心症	52
胸腺	61,63,110
胸椎	34
峡部	112
強膜	12
棘突起	34
巨赤芽球性貧血	58
近位尿細管曲部	99
筋外膜	41
筋原線維	41
近視	13
筋鞘	41
筋節	41
筋線維	41
筋層	81
筋束	41
筋組織	40
筋内膜	41
筋肉	47
筋皮神経	127
筋膜	41
空腸	85
口	74
頸神経叢	127
クモ膜	123,126
クモ膜下腔	123,126
クモ膜顆粒	123
グラーフ卵胞	106
グリコーゲン	92
グリセリン	87
グルカゴン	95,114
グルコース	86,87
クローン病	90
グロブリン	59
毛	24,26
脛骨	30,36
脛骨神経	127
脛骨粗面	36
茎状突起	32
頸神経	127
頸椎	34
頸部	80
頸リンパ節	62

下舌区	69
血液	46,57,93
血液脳関門	124
血管	29,41,53,81
血管系	46
血球	57
結合組織	53
血漿	57,59
血小板	57,59
結腸	88
結腸ヒモ	88
結腸膨起	88
結腸ポリープ	90
結膜	10,11,12
結膜炎	11,13
下鼻甲介	18,19
下鼻道	18
腱	41
肩甲骨	30,35
犬歯	77
剣状突起	35
肩峰	36
好塩基球	58
口蓋骨	32
口蓋突起	32
睾丸	104
交感神経	118
咬筋	42
口腔	75
後脛骨静脈	56
後脛骨動脈	55
硬口蓋	32
後交通動脈	124
後根	126
虹彩	12
好酸球	58
鉱質コルチコイド	113
高次脳機能障害	122
甲状腺	67,110,112
甲状腺刺激ホルモン	111
甲状軟骨	67
後上葉区	69
後大脳動脈	124
好中球	58
喉頭	66,67,75,112
後頭顆	32

喉頭蓋	67,75,78	細静脈	54
後頭骨	32	再生不良性貧血	58
後頭葉	122	臍帯	107
広背筋	43	細動脈	54
後肺底区	69	再分極	52
後半器官	16	細胞障害性T細胞	58
後鼻孔	18	細胞体部	119
後腹膜	85	細胞膜	41
硬膜	123,126	サイモシン	115
肛門	74,88,89	左冠状動脈	50
肛門管	88,89	鎖骨	30,35,36
肛門挙筋	89	坐骨	37
肛門柱	89	鎖骨下静脈	56,63
抗利尿ホルモン	111	鎖骨下動脈	55
口輪筋	42	坐骨神経	127
コール酸	95	左枝	92
後眼房	12	左心室	48
呼吸中枢	121	左心房	48,49
黒質	121	ざ瘡	27
鼓室	15,17	左大脳半球	121
鼓室階	16	左脳	121
骨格	30	左肺	66
骨格筋	40,41	左葉	91
骨芽細胞	29	三角筋	42,43
骨幹	29	三叉神経	125
骨細管	29	三次気管支	68
骨細胞	29	三尖弁	48
骨髄	61,63	酸素	47
骨髄腔	29	三大栄養素	87
骨粗鬆症	29	耳介	15,17
骨端	29	痔核	90
骨端線	29	視覚野	122
骨盤	37	耳下腺	79
骨盤底筋	102	歯冠	76
骨膜	29	耳管	15
鼓膜	15	子宮	105,106,107
固有肝動脈	94,95	子宮筋	107
コラーゲン	25	子宮頸	106
コルチ器	16	子宮腔	106
コルチゾール	113	子宮広間膜	106
コレステロール	92	子宮仙骨靭帯	106
コロイド	112	子宮体	106
		糸球体	99,100

● さ行

細気管支	68	糸球体腎炎	103
細菌性結膜炎	11	糸球体ろ過量	103
		子宮底	106

子宮内膜	107
軸索	119
軸索末端	119
軸椎	34
刺激伝導系	51
止血	59
指骨	30,36
肢骨	36
篩骨	32
篩骨洞	20
歯根	76
視細胞	12
支持細胞	19
脂質	87
歯周靭帯	76
歯周病	77
視床	120,121
視床下部	110,111,120
耳小骨	15,17
歯状線	89
糸状乳頭	78
茸状乳頭	78
視神経	12,125
視神経円板	12
視神経乳頭	12
歯髄	76
耳石器官	16
歯槽骨	76
舌	75,78
膝蓋骨	30,36
膝窩静脈	56
膝窩動脈	55
湿疹	26,27
シナプス	119
シナプス後部	119
シナプス小胞	119
シナプス前部	119
歯肉	76
篩板	18,19
ジペプチダーゼ	86
脂肪酸	87
弱視	13
尺側皮静脈	56
斜視	13
車軸関節	39
射精管	104

尺骨	30,36,37
尺骨静脈	56
尺骨神経	127
集合管	99
自由神経終末	27
縦走筋層	81
十二指腸	82,85,91
十二指腸下降部	85,95
十二指腸空腸曲	85
十二指腸水平部	85,95
終末細気管支	70
絨毛	85
手根骨	30,36
主細胞	83
樹状突起	119
主膵管	91
受精	107
受容体	119
シュワン細胞	119
循環器系	46
小陰唇	105
上咽頭	67
消化管	49,81
消化管間質腫瘍	84
消化器系	74
上顎骨	32
上顎洞	20
消化酵素	86,87
松果体	110,120
上関節突起	34
上気道	66
上狭窄	80
上行脚	99
上行結腸	88
踵骨	30
踵骨腱	43
上肢骨	36
上斜筋	11
小十二指腸乳頭	85,95
小循環	49
上舌区	69
小泉門	33
上大静脈	48,50,56
小腸	74,85
上腸間膜静脈	94,95
上腸間膜動脈	55,95

上直筋	11	神経系	118
小転子	36	神経細胞体	126
小脳	118,120	神経叢	127
上半規管	16	神経組織	119
上皮	81	心室拡張期	50
上鼻甲介	18,19	心室細動	52
上皮小体	110,112	心室性期外収縮	52
上皮小体ホルモン	112	心室中隔	48
上鼻道	18,19	心室中隔欠損症	52
上部直腸	88	心室頻拍	52
漿膜	81	尋常性座瘡	27
静脈	12,53,54,56,62	腎小体	99
静脈角	46,63	腎静脈	98,99
静脈血	48	腎錐体	99
静脈弁	53	真性声帯	67
睫毛	10,11	心臓	46,47
上葉	68,69	腎臓	98,99,100,113
小葉間静脈	93	心臓中枢	121
小葉間胆管	93	靱帯	38
小葉間動脈	93	腎柱	99
小弯	82	心電図波形	52
上腕	36	浸透圧	59
上腕筋	42	腎動脈	55,98,99
上腕骨	30,36	腎杯	99
上腕三頭筋	41,43	真皮	24,25
上腕静脈	56	心不全	52
上腕動脈	55	腎不全	103
上腕二頭筋	42	心房細動	52
食道	67,74,80,82	心房性期外収縮	52
食道下部括約筋	82	心房性ナトリウム利尿ペプチド	100
食道がん	80	心房伝導線維	51
食道静脈瘤	80	心膜炎	52
食道裂孔	80	蕁麻疹	26,27
触毛	11	腎門	99
鋤骨	32	真肋	35
女性生殖器	105	随意筋	40
徐脈性不整脈	52	膵液	87,95
自律神経系	118	髄液	29
シルビウス裂	122	膵管	95
歯列	77	髄腔	29
腎盂	99	髄質	62,99,101
腎盂腎炎	103	髄鞘	119
心筋	40	錐状細胞体	12
心筋梗塞	52	水晶体	12
心筋層	48,51	水腎症	103
神経	81	膵臓	74,91,95,110,114

膵体	95
膵頭	95
膵尾	95
水平半規管	16
髄膜	123,126
頭蓋	30
頭蓋骨	32,123
筋周膜	41
筋小胞体	41
スターリングの法則	48
ステロイド	113
スマホ斜視	13
スマホ老眼	13
正円窓	15
精管	104
星状膠細胞	119
正常洞調律	52
生殖器	104
性腺	110
精巣	104,110
精巣 (卵巣) 動脈	55
精巣上体	104
声帯	67
正中神経	127
成長ホルモン	111
精嚢	104
声門	67
生理的湾曲	34
脊髄	34,118,120,126
脊髄神経	34,118,126,127
脊髄神経節	126
脊柱	30,34
脊椎	34
舌咽神経	125
舌下神経	125
舌下腺	79
赤血球	57,58,101
舌骨	75
舌根	78
切歯	77
舌尖	78
舌体	78
舌扁桃	78
セメント質	76
繊維芽細胞	25
線維組織	25

線維被膜	99
前下行枝	50
前眼房	12
前鋸筋	42
前脛骨筋	42
前脛骨静脈	56
前交通動脈	124
仙骨	30,34,37
仙骨神経	127
前根	126
前正中裂	126
前上葉区	69
前大脳動脈	124
前庭	16
前庭階	16
前庭神経	15,16
前庭窓	15
前庭膜	16
蠕動運動	81
前頭筋	42
前頭骨	32
前頭洞	18,20
前頭葉	122
腺の導管	81
前肺底区	69
前半規管	16
腺房	114
腺房細胞	114
泉門	33
前立腺	102,104
前立腺肥大	104
前腕	36
総肝管	95
象牙質	76
造血	60
桑実胚	107
総胆管	91,95
総腸骨静脈	56
総腸骨動脈	55
総腓骨神経	127
僧帽筋	43
僧帽弁	48
側切歯	77
側頭筋	42
側頭骨	32
側頭葉	122

足背動脈	55	第二小臼歯	77
鼠径リンパ節	62	第二大臼歯	77
足根骨	30,36	第二乳臼歯	77
外頸動脈	55	大脳	118,120
外転神経核	121	大脳基底核	121
ソマトスタチン	83,114	大脳縦列	121
		大脳縦裂	123

● た行

ターンオーバー	24	大脳髄質	121
第一狭窄部	80	大脳動脈輪	124
第一小臼歯	77	大脳皮質	121,122,123
第一大臼歯	77	大脳辺縁系	123
第一乳臼歯	77	胎盤	107
大陰唇	105	大伏在静脈	56
大胸筋	42	第三大臼歯	77
大孔	32	大弯	82
大後頭孔	32	唾液	79,87
第三狭窄部	80	唾液腺	74,79
胎児	107	楕円関節	39
大十二指腸乳頭	85,95	ダグラス窩	105
体循環	49	脱分極	52
大循環	49	単球	58
帯状回	123	短骨	31
体性運動野	122	胆汁	93,95
体性感覚野	122	胆汁酸	87
体性神経系	118	炭水化物	87
大泉門	33	男性生殖器	104
大腿	36	弾性線維	53
大腿骨	30,36	弾性板	53
大腿骨頸	36	単糖類	87
大腿骨頸部骨折	28	胆嚢	74,91,95
大腿骨頭	36	胆嚢管	91
大腿四頭筋	42	胆嚢頸	95
大腿静脈	56	胆嚢体	95
大腿神経	127	胆嚢底	95
大腿直筋	42	胆嚢動脈	95
大腿動脈	55	タンパク質	87
大腿二頭筋	43	弾力性	53
大腸	74,88,89	知覚神経	11,118
大腸がん	90	恥丘	105
大殿筋	43	恥骨	37
大転子	36	恥骨下角	37
大動脈	48,50,55	恥骨結合	104,105
大動脈弁	48,50	智歯	77
大内転筋	42,43	膣	105,106
第二狭窄部	80	膣口	105
		膣前庭	105

137

緻密骨	29
緻密質	29
着床	107
中咽頭	67
中央階	16
中肝静脈	92
中狭窄	80
中耳	15
中耳炎	17
中軸骨格	30
中手骨	30,36
中心窩	12
中心管	126
中心溝	122
中心静脈	93
虫垂	88
虫垂炎	90
中枢神経系	118
中性脂肪	87
肘正中皮静脈	56
中切歯	77
内側肺底区	69
中足骨	30,36
中大脳動脈	124
中殿筋	43
中脳	118,120,121
中鼻甲介	18,19
中鼻道	18,19
中膜	53
中葉	68,69
腸液	87
聴覚野	122
聴覚連合野	122
腸肝循環	95
腸管膜	86
腸間膜	81
蝶形骨	18,32
蝶形骨洞	18,20
腸骨	37
長骨	31
腸絨毛	86
長内転筋	42
蝶番関節	39
長腓骨筋	42
腸腰筋	42
直腸	74,88,89

直腸S状部	88
直腸子宮窩	105
直腸静脈叢	89
直腸横ヒダ	89
チロキシン	112
椎間板	34,34
椎間板ヘルニア	34
椎弓	34
椎骨	34
椎骨動脈	55,124
椎体	34
槌骨	15
手	36
釘植	76
呈味物質	79
デオキシコール酸	95
デキストリン	79
テストステロン	115
鉄欠乏性貧血	58
テトラヨードチロニン	112
伝音性難聴	17
臀部	36
洞(房)結節	51
動眼神経	125
瞳孔	10
橈骨	30,36,37
橈骨静脈	56
橈骨神経	127
橈骨動脈	55
糖質	87
糖質コルチコイド	113
動静脈吻合	54
橈側皮静脈	56
頭頂後頭溝	122
頭頂骨	32
頭頂葉	122
糖尿病網膜症	14
洞不全症候群	52
洞房結節	51
動脈	12,53,54,55,62
動脈血	48
洞様血管	93
トリグリセリド	87
トリプシノーゲン	95
トリプシン	86,87
トリヨードチロニン	112

貪食	58	尿路感染症	103

● な行

内因系	59	尿路結石	103
内因子	83	認知症	123
内果	36	ネフローゼ症候群	103
内腔	53	ネフロン	99
内頸静脈	56	粘液	83
内頸動脈	55,124	粘液細胞	83
内肛門括約筋	89,90	粘膜	20,81,82
内耳	15,16	粘膜下組織	81,82
内耳炎	17	粘膜下組織の腺	81
内痔核	90	粘膜細胞	83
内耳神経	125	粘膜層	19
内臓筋	40	脳	118,120
内側広筋	42	脳幹	120,121
内側中葉区	69	脳弓	123
内腸骨静脈	56	脳室系	126
内腸骨動脈	55	脳循環	124
内直筋	11	脳神経	118,125
内尿道括約筋	102	脳底動脈	124
内尿道口	102,104,105	脳梁	120,123
内皮細胞	53	喉	20
内腹斜筋	42	ノルアドレナリン	101,113
内分泌器官	110	ノルエピネフリン	113
内分泌細胞	83		
内膜	53		

● は行

軟骨	29	歯	76
難聴	17	パーキンソン病	121
軟膜	123,126	肺	49,68
ニキビ	27	パイエル板	61,63,86
二次気管支	68	肺気腫	71
二次小節	62	肺結核	71
二次リンパ組織	61,63	肺高血圧症	71
乳犬歯	77	肺循環	49
乳側切歯	77	肺静脈	49,70
乳中切歯	77	肺水腫	71
乳頭体	123	肺尖	68
乳様突起	32	肺尖区	69
尿	100	肺尖後区	69
尿管	98,99,102	肺塞栓症	71
尿管口	102	胚中心	62
尿細管周囲毛細血管	99	肺底	68
尿道	98,102	肺動脈	48,70
尿道球腺	104	肺動脈弁	48
尿崩症	103	排尿筋	102
		胚盤包	107
		肺胞	68,70

139

胚包	107	左肝静脈	92
肺胞管	70	左結腸曲	88
肺胞嚢	70	左総頸動脈	55
肺門	68	左肺静脈	48
排卵	106,107	左肺動脈	48,50
ハヴァース管	29	鼻中隔	19
麦芽糖	79	鼻道	18,19
白質	121,126	泌尿器	98
白癬	27	皮膚	24
白体	106	腓腹筋	43
白内障	13	被膜	62
破骨細胞	29	表皮	24,25
バソプレシン	99,111	ヒラメ筋	43
パチニ小体	27	鼻涙管	10
薄筋	43	貧血症状	58
白血球	57,58	頻脈性不整脈	52
鼻	18,66	ファーター乳頭	85,95
鼻出血	21	ファロピオ管	105
馬尾	127	フィブリノゲン	59
ハムストリング	43	フィブリリン	25
バリア機能	25	不規則骨	31
半規管	15,16	腹横筋	42
半月板	38	副眼器	10
半腱様筋	43	副交感神経	118
半膜様筋	43	腹腔動脈	55
鼻炎	21	副腎	101,110,113
皮下組織	24,25	副神経	125
鼻腔	10,18,19,20,66,75	副腎髄質	110,113
鼻甲介	18	副腎皮質	110,113
腓骨	30,36	副腎皮質刺激ホルモン	111
尾骨	34,37	副腎皮質ホルモン	101
鼻骨	18,32	副膵管	95
尾骨神経	127	腹大動脈	98
肘	36	腹直筋	42
皮脂腺	24,26	副鼻腔	20
皮質	62,99,101	副鼻腔炎	20,21
微絨毛	86,87	腹膜	105
尾状核	121	不随意筋	40
脾静脈	94	不整脈	52
ヒス束	51	付属肢骨格	30
鼻前庭	18	プチアリン	79
脾臓	61,63	不動性関節	39
ひだ	82	プルキンエ線維	51
ビタミン	92	ブローカ野	122
ビタミンB_{12}	83	プロゲステロン	115
ビタミンD	101	分界溝	78

分娩	107
噴門	82
噴門腺	82
平滑筋	40,53
閉鎖循環系	46
閉塞隅角緑内障	14
平面関節	39
ペースメーカー	51
ペプシノーゲン	83
ペプシン	83,87
ペプトン	83,86
ヘモグロビン	58
ヘルパーT細胞	58
ベル=マジャンティの法則	126
便	90
弁	53
便意	90
扁桃核	123
扁桃腺	61
扁平骨	31
弁膜症	52
辺縁洞	62
ヘンレの係蹄	99
膀胱	98,102,105
縫工筋	42
膀胱頸	102
膀胱三角	102
膀胱体	102
膀胱底	102
房室結節	51
房室ブロック	52
膨大部	16
傍濾胞細胞	112
ボーマン嚢	99
骨	28
ホルモン	110

● ま行

マイスネル小体	27
前脛骨動脈	55
マクロファージ	58
マックバーニー点	90
まつげ	11
末梢神経系	118
まぶた	11
眉毛	10

マルターゼ	86
マルトース	86
マルピギー小体	99
慢性腎臓病	103
慢性閉塞性肺疾患	71
ミエリン鞘	119
ミエロペルオキシダーゼ	58
ミオシン	41
ミオシン頭部	41
ミオシンフィラメント	41
味覚障害	78
右肝静脈	92
右結腸曲	88
右総頸動脈	55
右肺静脈	48
右肺動脈	48
味孔	78
味細胞	78
味神経	78
耳	15
味毛	78
脈絡膜	12
味蕾	78
虫歯	76
眼	10
迷走神経	125
メニエール病	17
メラトニン	115
メラニン	25
メラニン産生細胞	25
メラノサイト	25
メルケル細胞	27
面皰	27
毛幹	24
毛球	24,26
毛根	24
毛細血管	24,25,54,70
毛細胆管	93
盲腸	88
毛乳頭	24,26
毛髪	26
毛包	24,25
毛包受容体	27
毛母細胞	26
網膜	12
網膜剥離	13

141

毛様体	12,24
モノグリセリド	87
門	62
門脈	49,92,94

● や行

有郭乳頭	78
有髄神経線維	126
幽門	82
幽門括約筋	82
幽門管	82
幽門腺	82
輸出細動脈	99
輸出リンパ管	62
輸走筋層	81
輸入細動脈	99
輸入リンパ管	62
葉状乳頭	78
腰神経	127
羊水	107
腰仙骨神経叢	127
腰椎	34
腰動脈	55
羊膜	107

● ら行

ライスネル膜	16
ラクターゼ	86,87
ラクトース	86
らせん器	16
らせん神経節	16
ラムダ縫合	32
ランヴィエ絞輪	119
卵円窓	15
卵管	105,106,107
卵管峡部	106
卵管采	106
卵管膨大部	106
卵形嚢	16
ランゲルハンス島	114
卵細胞	106
乱視	13
卵子	106
卵巣	105,106,110
ランツ点	90
卵胞刺激ホルモン	111

リゾチーム	58,79
立毛筋	24
リパーゼ	87,95
隆起葉	111
梁柱	62
緑内障	13
輪状軟骨	68
輪状ひだ	85,86
鱗状縫合	32
リンパ	46
リンパ液	16
リンパ球	57,58,61,63
リンパ球のホーミング	46,63
リンパ系	46,61
リンパ小節	62
リンパ節	61,62,63
リンパ組織	61,81
涙丘	10
涙骨	32
涙小管	10
涙腺	10,12
涙点	10
類洞	93
ルフィニ終末	27
レニン	100,101
レニン-アンジオテンシン-アルドステロン系	100,101
連合野	122
レンズ核	121
老視	13
肋軟骨	30
肋間動脈	55
肋骨	30,35,47
濾胞	112
濾胞細胞	112

● わ行

腕神経叢	127
腕橈骨筋	42
腕頭静脈	56
腕頭動脈	55

● A

AA	58
abdominal aorta	98
abducent nerve	125

accessory nerve	125
accessory pancreatic duct	95
ACE	101
Achilles tendon	43
acidosis	69
aciner cell	114
acinus	114
acne	27
acne vulgaris	27
acromion process	36
ACTH	111
actin	41
Addison disease	101
adducior magnus	43
adductor longus	42
adductor magnus	42
adenohypophysis	110,111
ADH	111
adrenal cortex	110,113
adrenal gland	110,113
adrenal medulla	110,113
adrenaline	113
adrenocorticotropic hormone	111
adventitia	53
afferent arteriole	99
afferent lymphatic vessel	62
aldosterone	113
alkalosis	69
ALT	93
alvelous	68
alveolar bone	76
alveolar duct	70
alveolar sac	70
alveolus	70
amblyopia	13
amnion	107
amniotic fluid	107
ampula	16
ampulla of uterine tube	106
amygdaloid body	123
anal canal	88,89
anal columns	89
androgen	113
angina	52
angle-closure glaucoma	14
anterior basal segment	69

anterior cerebral artery	124
anterior chamber	12
anterior communicating artery	124
anterior fontanelle	33
anterior interventicular branch	50
anterior lobe of hypophysis	110,111
anterior median fissure of spinal cord	126
anterior root of spinal cord	126
anterior semicircular canal	16
anterior tibial artery	55
anterior tibial vein	56
antidiuretic hormone	111
anus	74,88
aorta	48,50,55
aortic valve	48
apex of tongue	78
apex	68
apical segment	69
apicoposterior segment	69
aplastic anemia	58
apocrine sweat gland	24
appendicitis	90
arachnoid granulations	123
arachnoid mater	123,126
ARB	101
arm bone	30
arrector pilorum [pili] muscle	24
arrhythmia	52
arterial blood	48,49
arteriola	54
arteriovenous anastomosis	54
artery	12,49,53,54,61,62
articular cartilage	38
ascending colon	88
ascending limb	99
association cortex	122
AST	93
astigmatism	13
astrocyte	119
atlas	34
atopic dermatitis	27
atrial conduction fiber	51
atrioventricular [AV] node	51
auditory cortex	122
auditory ossicle	15
auricle	15

143

automatic nervous system ·········· 118
AVA ············ 54
AV結節 ············ 51
axillary artery············ 55
axillary nerve ············ 127
axillary node ············ 62
axillary vein ············ 56
axis············ 34
axon ············ 119
axon terminal ············ 119
azygos vein ············ 56

● B

ball joint ············ 39
basal cell ············ 19
basal layer ············ 24
basal nucleus ············ 121
base ············ 68
basilar artery ············ 124
basilar membrane ············ 16
basilic vein ············ 56
basophil ············ 58
biceps brachii············ 42
biceps femoris ············ 43
bile canaliculi ············ 93
blood ············ 57
blood brain barrier ············ 124
blood vessel ············ 29,41,81
body ············ 82
body of bladder············ 102
body of gallbladder ············ 95
body of pancreas ············ 95
body of sternum ············ 35
body of tongue ············ 78
body of uterus ············ 106
bone ············ 28
bone canaliculus ············ 29
bone cell ············ 29
bone marrow ············ 61
Bowman's capsule ············ 99
brachial artery ············ 55
brachial plexus ············ 127
brachial vein ············ 56
brachialis ············ 42
brachiocephalic artery ············ 55
brachiocephalic vein ············ 56

brachioradialis ············ 42
bradyarrhythmia ············ 52
brain ············ 118,120
brain stem ············ 120
broad ligament of uterus ············ 106
Broca's area ············ 122
bronchial asthma ············ 71
bronchial atresia ············ 71
bronchial ectasis ············ 71
bronchiole ············ 68
bronchitis············ 71
buccinator ············ 42
bulbourethral gland ············ 104
bulbus pili············ 24
bundle of His ············ 51
bursa Fabricus ············ 58
B細胞 ············ 58

● C

calcaneal tendon ············ 43
calcaneus············ 30
calcitonin ············ 112
calyx ············ 99
canine tooth ············ 77
capillary ············ 24,49,54,70
capsule ············ 62
cardia ············ 82
cardiac gland ············ 82
cardiac muscle [involuntary muscle]············ 40
cardial gland ············ 82
caries observation ············ 76
carpal ············ 30,36
cartilage ············ 29
cartilaginous ring ············ 68
cataract ············ 13
catecholamine ············ 113
cauda equina ············ 127
caudate nucleus ············ 121
CD ············ 90
cecyn············ 88
celiac trunk ············ 55
cell ············ 41
cell body ············ 119
cell membrane ············ 41
cementum ············ 76
central canal ············ 126

144

central incisor tooth	77
central nervous system	118
central sulcus	122
central vein	93
centrum	34
cepharic vein	56
cerebellum	118,120
cerebral arterial circle	124
cerebral cortex	121,123
cerebral fornix	123
cerebral medulla	121
cerebrum	118,120
cervical	127
cervical node	62
cervical part	80
cervical plexus	127
cervical spine	34
cervix of uterus	106
chief cell	83
choroid	12
chronic kidney disease	103
chronic obstructive pulmonary disease	71
ciliary body	12
cingulate gyrus	123
circle of Willis	124
circular folds	86
circular muscle layer	81
circumflex branch	50
CKD	103
clavicle	30,35,36
coccygeal	127
coccyx	34,37
cochlea	15,16
cochlea window	15
cochlear nerve	15,16
collecting duct	99
colloid	112
colonic polyp	90
colorectal cancer	90
common bile duct	91,95
common hepatic duct	95
common iliac artery	55
common peroneal nerve	127
compact substance [bone]	29
conductive hearing loss	17
conjunctiva	10,12

conjunctivitis	13
contracted sarcomere	41
COPD	71
coracoid process	36
cornea	10,12
corneal abrasion	13
cornified layer	24
coronal suture	32
coronary artery	55
coronary sinus	50
coronary vein	50
corpus albican	106
corpus callosum	120,123
corpus cavernosum penis	104
corpus luteum	106
corpus vitreum	12
cortex	62,99
cortisol	113
costal cartilage	30
Cowper gland	104
coxal [hip] bone	30
coxal bone	36
cranial nerves	118
cranium	30
cribriform plate	18
Crohn disease	90
crossbridge	41
crown	76
cystic artery	95
cystic duct	91,95

● D

deafness	17
deltoid	42,43
dementia	123
dendrite	119
dental pulp	76
dentin[e]	76
dermis	24
descending colon	88
descending limb	99
descending part of duodenum	85,95
detached retina	13
detrusor muscle	102
diabetes insipidus	103
diaphragm	47,66,74,80

145

diaphysis	29
diencephalon	118,120
digestive organ system	74
distal convoluted tubule	99
dorsalis pedis artery	55
duct from gland	81
duodenojejunal flexure	85
duodenum	82,85,91
dura mater	123,126
dysosmia	21
D細胞	83

● E

ear	15
eccrine sweat gland	24
eczema	27
efferent arteriole	99
efferent lymphatic vessel	62
egg	106
ejaculatory duct	104
elastic membrane	53
elbow	36
ellipsoid joint	39
enamel	76
endocrine cell	83
endomysium	41
eosinophil	58
ependymal cell	119
epidermis	24
epididymis	104
epidural hematoma	123
epiglottis	67,75,78
epimysium	41
epinephrine	113
epipharynx	67
epiphyseal line	29
epiphysis	29
epistaxis	21
epithelium	81
erythrocyte	57
esophageal cancer	80
esophageal hiatus	80
esophageal varix	80
esophagus	67,74,80,82
estrogen	113,115
ethmoid bone	32

ethmoid sinus	20
external anal sphincter	89
external auditory canal [meatus]	15
external auditory foramen	32
external carotid artery	55
external ear	15
external iliac artery	55
external iliac vein	56
external hemorrhoid	90
external jugular vein	56
external nostril	18
external oblique	42
external os of uterus	106
external urethral orifice	104,105
external urethral sphincter	102
extrasystole	52
eye	10
eye muscle	12
eye tooth	77
eyebrow	10
eyelash	10
eyelid	10,12

● F

facial bone	30
facial nerve	125
falciform ligament of liver	91
false rib	35
fascia	41
fascicle	41
femoral artery	55
femoral nerve	127
femoral vein	56
femur	30,36
fetus	107
fibrous capsule	99
fibula	30,36
fimbriae of uterine tube	106
first molar tooth	77
first premolar tooth	77
flat bone	31
follicle	112
follicular cell	106,112
follicle stimulating hormone	111
foot	36
[footplate of] stapes	15

foramen magnum	32
forearm	36
fovea centralis	12
free nerve ending	27
frontal bone	32
frontal lobe	122
frontal sinus	18,20
frontalis	42
FSH	111
fundic gland	82
fundus	82
fundus gland	82
fundus of bladder	102
fundus of gallbladder	95
fundus of uterus	106

● G

gallbladder	74,91
gasroptosis	84
gastrectomy	84
gastric cancer	84
gastric dilatation	84
gastric inflammation	84
gastric pit	82
gastric ulcer	84
gastritis	84
gastrocnemius	43
gastrointestinal hemorrhage	84
gastrointestinal stromal tumor : GIST	84
gastroptosia	84
gastrorrhagia	84
genitalia	104
germinal center	62
GFR	103
GH	111
gingiva	76
gland in submucosa	81
glans of clitoris	105
glaucoma	13
glenoid cavity	36
glomerulonephritis	103
glomerulus	99
glossopharyngeal nerve	125
glottis	67
glucagon	114
glucocorticoid	113

gluteus magnus	43
gluteus medius	43
gonad	110
gonadal artery	55
gonadotropin	111
Graafian [ovarian] follicle	106
gracilis	43
granulocyte	57,58
gray matter [substance]	126
great saphenous vein	56
greater curvature	82
greater trochanter	36
growth hormone	111
gum	76
gustatory pore	78
G細胞	83

● H

hair bulb	24
hair follicle	24
hair follicle receptor	27
hair papilla	24,26
hair root	24,26
hair shaft	24
hamstring group	43
hand	36
hard palate	32
Haversian canal	29
head	36
head of pancreas	95
heart	47
heart failure	52
hemorrhage from the nose	21
hemorrhoid	90
hepatic cell	93
hepatic duct	91
hepatic flexure	88
hepatic vein	56
HF	52
hilum of kidney	99
hilus	62,68
hinge joint	39
hip	36
hippocampus	121,123
His bundle	51
hives	27

147

horizontal part of duodenum	85,95
hormone	110
humerus	30,36
hydronephrosis	103
hyoid bone	75
hyperopia	13
hypoferric anemia	58
hypoglossal nerve	125
hypopharynx	67
hypophysis	110,111
hypothalamus	110,111,120

● I

IBD	90
IBS	90
IDA	58
ileum	85
iliopsoas	42
ilium	37
incus	15
inferior articular process	34
inferior lingular segment	69
inferior lobe	68,68
inferior mesenteric artery	55
inferior mesenteric vein	94
inferior nasal concha	18,19
inferior nasal meatus	18,19
inferior oblique muscle	11
inferior rectus muscle	11
inferior vena cava	48,50,92,94,98
inferior vena vein	56
inflammatory bowel disease	90
inguinal node	62
insulin	114
interbrain	118,120
intercostal artery	55
interlobular artery	93
interlobular bile duct	93
interlobular vein	93
internal anal sphincter	89
internal carotid artery	55,124
internal ear	15
internal hemorrhoid	90
internal iliac artery	55
internal iliac vein	56
internal jugular vein	56

internal oblique	42
internal urethral orifice	102,104,105
internal urethral sphincter	102
interventricular septum	48
intervertebral disc	34
intestinal villi	86
iris	12
iron-deficiency anemia	58
irregular bone	31
irritable bowel syndrome	90
ischium	37
islet of Langerhans	114
isthmus	112
isthmus of uterine tube	106

● J・K

jejunum	85
joint	38
joint capsule	38
joint cavity	38
Keith-Wagener分類	14
keratitis	13
kidney	98,113
kidney body	99

● L

labium majus	105
labium minus	105
lacrimal bone	32
lacrimal canaliculus	10
lacrimal caruncle	10
lacrimal gland	10,12
lacrimal punctum	10
lambdoidal suture	32
Lanz point	90
large intestine	74,88
larynx	66,67,75,112
lateral basal segment	69
lateral incisor tooth	77
lateral rectus muscle	11
lateral segment	69
lateral semicircular canal	16
lateral sulcus	122
latissimus dorsi	43
law of Starling	48,49
LCA	50

left atrium	48
left brain	121
left cerebral hemisphere	121
left common carotid artery	55
left coronary artery	50
left hepatic vein	92
left lobe	91,92
left lung	66
left pulmonary artery	48,50
left pulmonary vein	48
left ventricle	48
lens	12
lenticular nucleus	121
LES	82
lesser trochanter	36
leukocyte	57
levator muscle of anus	89
LH	111
LHRH	111
ligament	38
limbic system	123
lingual bone	75
lingual tonsil	78
liver	74,91,95
long bone	31
longitudinal cerebral fissure	121,123
longitudinal muscle layer	81
loop of Henle	99
lower curvature	82
lower esophageal sphincter	82
lower leg	36
lower narrow place	80
lower rectum	88
lower respiratory tract	66
lumbar artery	55
lumbar spine	34
lumber	127
lumbosacral plexus	127
lumen	53
lung	68
luteinizing hormone	111
luteinizing hormone releasing hormone	111
lymph node	61
lymph nodule	62
lymph vessel	61
lymphatic system	61

lymphatic tissue	81
lymphocyte	57,58

●M

MA	58
macrophage	58
macula of retina	12
macular degeneration	13
main pancreatic duct	91
major duodenal papilla	85,95
malleus	15
mammillary body	123
mandible	30,32,75
mandibular bone	75
manubrium [of sternum]	35
marginal sinus	62
masseter	42
mastoid process	32
maxilla	32
maxillary sinus	20
McBurney point	90
medial basal segment	69
medial malleolus	36
medial rectus muscle	11
medial segment	69
median cubital vein	56
median nerve	127
medulla	62,99
medulla oblongata	118,120
medullary cavity	29
megaloblastic anemia	58
Meissner corpuscle	27
melatonin	115
Ménière's disease	17
meninges	123,126
meniscus	38
Merkel cell	27
mesencephalon	118,120
mesentery	81,86
metacarpal	30,36
metatarsal	30,36
microvillus	86
midbrain	118,120
middle cerebral artery	124
middle ear	15
middle hepatic vein	92

149

middle incisor tooth ·················· 77
middle lobe ························ 68
middle narrow place ················ 80
middle nasal concha ············ 18,19
middle nasal meatus ············ 18,19
mineralocorticoid ················ 113
minor duodenal papilla ·········· 85,95
mitral valve ······················ 48
monocyte ························· 58
motor nerve ······················ 118
mouth ························· 74,75
mucosa ···························· 81
mucosa layer ····················· 19
mucosal cell ······················ 83
mucous cell ······················· 83
mucous membrane ·················· 82
muscle fiber ······················ 41
muscle fibril······················· 40
muscle layer ······················ 81
muscular tissue ···················· 40
musculocutaneous nerve ············· 127
myelin sheath ····················· 119
myocardial infarction: MI ···········52
myocardium ···················· 48,51
myofibrils ························· 41
myopia ··························· 13
myosin ··························· 41
myosin head ······················ 41

● N

nasal bone ····················· 18,32
nasal cavity···················· 18,19,20,66,75
nasal inflammation ················· 21
nasal septum ····················· 19
nasal vestibule ···················· 18
nasolacrimal duct ·················· 10
neck ····························· 36
neck of bladder ··················· 102
neck of gallbladder ················· 95
nephron ·························· 99
nephrotic syndrome ················ 103
nerve····························· 81
nervous system ··················· 118
neuroglilial cell··················· 119
neurohypophysis ··············· 110,111
neuron ··························· 119

neutrophil ························ 58
node of Ranvier····················119
noradrenaline······················113
norepinephrine ···················· 113
nose ··························· 18,66
nucleus ·························· 40
nystagmus ························ 13

● O

occipital bone····················· 32
occipital condyle ·················· 32
occipital lobe ···················· 122
ocular muscle····················· 12
oculomotor nerve ················· 125
oesophagus······················· 80
olfactory bulb ················· 18,123
olfactory cell ····················· 19
olfactory epithelium ················ 19
olfactory mucosa ·················· 18
olfactory nerve ················ 19,125
oligodendrocyte···················119
oocyte ·························· 106
open-closure glaucoma ·············· 14
optic disk ························ 12
optic nerve ···················· 12,125
oral cavity ······················· 75
orbicularis oculi ··················· 42
orbicularis oris ···················· 42
orchis ························ 104,110
oropharynx························· 67
osteoblast ······················· 29
osteoclast ························ 29
osteocyte ························· 29
osteoporosis ····················· 29
ostium ileale ····················· 88
otitis externa ····················· 17
otitis interna ······················ 17
otitis media ······················ 17
ovary ························ 105,106,110
ovulation ························ 106
oxytocin ······················ 111,115

● P

Pacini corpuscle ··················· 27
palatine bone ····················· 32
pancreas ····················· 74,91,110

pancreatic duct	95	pons	118,120,124
pancreatic islet	114	popliteal artery	55
papillae filiforme	78	popliteal vein	56
papillae foliate	78	portal vein	49,92,94
papillae fungiforme	78	posterior basal segment	69
papillae vallatae	78	posterior cerebral artery	124
parafollicular cell	112	posterior chamber	12
parahippocampal gyrus	123	posterior communicating artery	124
[paranasal] sinusitis	21	posterior fontanelle	33
parasympathetic nerve	118	posterior lobe of hypophysis	110,111
parathyroid gland	110,112	posterior nares	18
parathyroid hormone	112	posterior root of spinal cord	126
parietal bone	32	posterior segment	69
parietal cell	83	posterior semicircular canal	16
parietal lobe	122	posterior tibial artery	55
parieto-occipital sulcus	122	posterior tibial vein	56
parotid gland	79	postsynaptic region	119
pars tuberalis	111	presbyopia	13
patella	30,36	presynaptic region	119
pectinate line of anal canal	89	primary bronchus	66,68
pectorallis major	42	primary follicle	62
pelvic floor muscle	102	progesterone	115
penis	104	proper hepatic artery	95
pericarditis	52	prostate	102,104
perimysium	41	prostatic hyperplasia	104
periodontal disease	77	proximal convoluted tubule	99
periodontal ligament	76	psora	27
periosteum	29	psoriasis	27
peripheral nervous system	118	PTH	112
peritoneum	105	pubic symphysis	104,105
peritubular capillary	99	pubis	37
peroneus longus	42	puckering	88
Peyer's patches	61,86	pulmonary artery	48,70
phalanges	30,36	pulmonary circulation	49
pharynx	18,66,67,74,75	pulmonary edema	71
pharynx [throat]	20	pulmonary embolism	71
phrenic nerve	127	pulmonary emphysema	71
pia mater	123,126	pulmonary hypertension	71
pineal body	110,120	pulmonary tuberculosis	71
pituitary gland	110,111,120	pulmonary valve	48
pivot joint	39	pulmonary vein	70
placenta	107	pupil	10
plasma	57,59	Purkinje fiber	51
platelet	57	pyelonephritis	103
plexus	127	pyloric canal	82
pollinosis	21	pyloric gland	82

pyloric sphincter	82
pyloruc	82

● Q・R

quadriceps femoris	42
RAAS	100
radial artery	55
radial nerve	127
radial vein	56
radius	30,36
RCA	50
receptor	119
rectal venous plexus	89
rectosigmoid : Rs	88
rectouterine [Douglas] pouch	105
rectum	74,88,89
rectum above the peritoneal reflection : Ra	88
rectum below the peritoneal reflection : Rb	88
rectus abdominis	42
rectus femoris	42
red blood cell	57
Reissner's membrane	16
relaxed sarcomere	41
renal artery	55,98,99
renal column	99
renal failure	103
renal pelvis	99
renal pyramid	99
renal vein	98,99
Renin-Angiotensin-Aldosterone System	100
respiratory tract	66
retina	12
rhinitis	21
rib	30,35,47
right atrium	48
right brain	121
right cerebral hemisphere	121
right common carotid artery	55
right coronary artery	50
right hepatic vein	92
right lobe	91,92
right lung	66
right pulmonary artery	48
right pulmonary vein	48
right ventricle	48
root	76

root of tongue	78
round ligament of liver	91
Ruffini ending	27
rugae	82

● S

saccule	16
sacral	127
sacrum	30,34,37
saddle joint	39
salivary gland	74
sarcolemma	41
sarcomere	41
sarcoplasmic reticulum	41
sartorius	42
SA結節	51
scabies	27
scala media	16
scala tympani	16
scala vestibuli	16
scapula	30,35
schwann cell	119
sciatic nerve	127
sclera	12
scrotum	104
sebaceous gland	24
second molar tooth	77
second premolar tooth	77
secondary bronchus	68
secondary follicle	62
semicircular canal [duct]	15
semimembranosus	43
seminal vesicle [gland]	104
semitendinosus	43
sensorineural hearing loss	17
sensory nerve	118
serosa	81
serpigo	27
serratus anterior	42
serum	59
short bone	31
sigmoid colon	88
sinoatrial [SA] node	51
sinusoid	93
skeletal muscle [voluntary muscle]	40
skin	24

skull	123
small intestine	74,85
smooth muscle	40
soleus	43
somatic nervous system	118
somatomotor cortex	122
somatosensory cortex	122
somatostatin	114
sphenoid bone	18,32
sphenoid sinus	20
sphenoidal sinus	18
spinal cord	34,118,120,126
spinal nerve	34,126,127
spinal nerves	118
spinous process	34
spiral ganglion	16
spiral organ	16
spleen	61
splenic flexure	88
splenic vein	94
spongy substance [bone]	29
squamous suture	32
squint	13
Starling's law of the heart	48
sternoclavicular jointtrue rib	35
sternocleidomastoid	42
sternum	30,35
stirrup bone	15
stomach	74,82,91
striated muscle	40
styloid process	32
subarachnoid hemorrhage	123
subarachnoid space	123
subclavian artery	55
subclavian vein	56
subcutaneous tissue	24
sublingual gland	79
submandibular gland	79
submucosa	81,82
superior articular process	34
superior lingular segment	69
superior lobe	68
superior mesenteric artery	55,95
superior mesenteric vein	94,95
superior nasal concha	18,19
superior nasal meatus	18,19

superior oblique muscle	11
superior rectus muscle	11
superior vena cava	48,50
superior vena vein	56
supporting cell	19
sweat gland	24
sympathetic nerve	118
sympathomimetic hormone	113
synapse	119
synaptic vesicle	119
synovial fluid	38
synovial membrane	38
systemic circulation	49
S状結腸	88

● T

t tubule	41
T3 : triiodothyronine	112
T4 : tetraiodothyronine	112
tachyarrhythmia	52
taenia coli	88
tail of pancreas	95
tarsal	30,36
taste bud	78
taste cell	78
taste hair	78
taste nerve	78
tectorial membrane	16
temporal bone	32
temporal lobe	122
temporalis	42
tendon	41
terminal bronchiole	70
terminal sulcus	78
tertiary bronchus	68
testis	104,110
testosterone	115
thalamus	120,121
thigh	36
third molar tooth	77
thoracic	127
thoracic spine	34
throat	18
thrombocyte	57
thymosin	115
thymus	58,61,110

thyroid cartilage ·· 67
thyroid gland ·························67,110,112
thyroid stimulating hormone ·················· 111
thyroxine ··· 112
tibia ·· 30,36
tibial tuberosity ···································· 36
tibialis anterior ···································· 42
tissue factor ·· 59
tongue ··· 75
tonsils ··· 61
trabecula ··· 62
trachea ·······························66,67,68,75
tracheal cartilage ································· 68
transverse colon ·································· 88
transverse folds of rectum ··················· 89
transverse process ······························ 34
transversus abdominis ·························· 42
trapezius ·· 43
triceps brachii ····································· 43
triceps muscle ····································· 41
tricuspid valve ····································· 48
trigeminal nerve ·································· 125
trigone of bladder································· 102
trochlear nerve ···································· 125
true rib ·· 35
true vocal cord ···································· 67
TSH ·· 111
tunica intima ·· 53
tunica media ·· 53
tympanic cavity···································· 15
tympanic membrane ······························ 15
T－管 ··· 41
T細胞 ··· 58

● U

UC ·· 90
ulna ·· 30,36
ulnar nerve ··· 127
ulnar vein·· 56
umbilical cord·· 107
uncerative colitis ·································· 90
upper arm ·· 36
upper narrow place ······························· 80
upper rectum ·· 88
upper respiratory tract ·························· 66
ureter ·· 98,99

ureteric orifice ·······························102,102
urethra ···98,102
urinal organs ·· 98
urinary bladder ································98,105
urinary calculi···································· 103
urinary tract infection···························· 103
urticaria ·· 27
uterine [fallopian] tube ························· 105
uterine cavity ······································ 106
uterine tube ·· 106
uterosacral ligament ···························· 106
uterus ·· 105
utricle ··· 16

● V

vagina ···105,106
vaginal orifice ····································· 105
vagus nerve ·· 125
valve disease ······································ 52
vas deferens ······································· 104
vasopressin·· 111
vastus lateralis ···································· 42
vastus medialis ···································· 42
vein····································12,49,53,54,61,62
venous blood ······································ 48
venous valve ······································· 53
ventricular septal defect ······················· 52
venula ·· 54
vermiform appendix ······························ 88
vertebra ·· 34
vertebral arch ······································ 34
vertebral artery····························55,124
vertebral body ····································· 34
vertebral column ·································· 30
vestibular nerve ································ 15,16
vestibular scala ···································· 16
vestibular window·································· 15
vestibule of vagina ······························ 105
vestibulocochlear nerve ······················· 125
visceral muscle [involuntary muscle]················ 40
visual cortex ······································ 122
vitreous body ······································ 12
vocal cord ··· 67
vomer ··· 32
VSD ·· 52

154

●W・X・Z

Wernicke's area	122
white blood cell	57
white matter [substance]	126
wisdom tooth	77
womb	105
xiphoid process	35
zygomatic bone	32
zygomatic process	32
zygomaticus	42

●記号

α cell	114
α 細胞	114
β cell	114
β 細胞	114
γ-GTP	93
δ cell	114
δ 細胞	114

参考資料

- ●『いらすと！はじめての解剖学』 松村讓兒著（医学評論社）
- ●『ヒューマンボディ　からだの不思議がわかる解剖生理学』
  Barbara Herlihy, Nancy K. Maebius 著（エルゼビア・ジャパン）
- ●『看護の現場ですぐに役立つ　解剖生理学のキホン』 野溝明子著（秀和システム）
- ●『基本 解剖アトラス』 ピエール・カミナ著（西村書店）
- ●『人体解剖ビジュアル からだの仕組みと病気』 松村讓兒著（医学芸術社）
- ●『新版 からだの地図帳』 佐藤達夫監修（講談社）
- ●『ナースのためのからだの話』 芦川和高監修（学習研究社）
- ●『からだのしくみ事典』 浅野伍朗著（成美堂出版）
- ●『ネッター解剖学アトラス（原著第5版）』 Frank H. Netter著（エルゼビア・ジャパン）

【著者】
雑賀　智也（さいか　ともや）
メディカルライターのためのウェブサイト「メディカルライターズネット」管理人。メディカルライター・薬剤師。
2014年　東京大学大学院修士課程修了（公衆衛生学修士）。
著書に
『大腸がん 最新標準治療とセカンドオピニオン』（ロゼッタストーン）
『図解入門よくわかる公衆衛生学の基本としくみ』（秀和システム）
『看護の現場ですぐに役立つ医療安全のキホン』（秀和システム）
『看護の現場ですぐに役立つ地域包括ケアのキホン』（秀和システム）
がある。

【イラスト】
タナカ　ヒデノリ

【キャラクター】
大羽　りゑ

看護の現場ですぐに役立つ
人体のキホンと名前の図鑑

発行日	2019年11月 6日　　第1版第1刷

著　者　雑賀　智也

発行者　斉藤　和邦
発行所　株式会社　秀和システム
　　　　〒104-0045
　　　　東京都中央区築地2丁目1-17　陽光築地ビル4階
　　　　Tel 03-6264-3105（販売）Fax 03-6264-3094
印刷所　三松堂印刷株式会社　　　　Printed in Japan

ISBN978-4-7980-5691-3 C3047

定価はカバーに表示してあります。
乱丁本・落丁本はお取りかえいたします。
本書に関するご質問については、ご質問の内容と住所、氏名、電話番号を明記のうえ、当社編集部宛FAXまたは書面にてお送りください。お電話によるご質問は受け付けておりませんのであらかじめご了承ください。